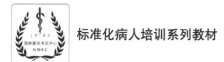

标准化病人培训系列教材

U0388886

标准化病人手册

总 主 编　王县成

副总主编　赖雁妮　刘　蓉

主　　编　黄一沁

副 主 编　蒲　丹

编　　者　（以姓氏笔画为序）

王莉英　复旦大学上海医学院

方　芳　复旦大学附属妇产科医院

孙鱼洋　上海戏剧学院

吴　彦　上海市精神卫生中心

邹　扬　上海交通大学附属第六人民医院

张　艳　复旦大学附属华东医院

贺漫青　四川大学华西医院

黄一沁　复旦大学附属华东医院

舒　勤　上海中医药大学附属上海市
　　　　中西医结合医院

蒲　丹　四川大学华西医院

赖雁妮　复旦大学附属华山医院

蔡亦蕴　复旦大学附属华山医院

人民卫生出版社

图书在版编目（CIP）数据

标准化病人手册 / 黄一沁主编 . —北京：人民卫生出版社，2018

标准化病人培训系列教材

ISBN 978-7-117-27655-9

Ⅰ.①标… Ⅱ.①黄… Ⅲ.①病人 - 标准化管理 - 技术培训 - 教材 Ⅳ.①R197.323.2

中国版本图书馆 CIP 数据核字（2018）第 249544 号

人卫智网	www.ipmph.com	医学教育、学术、考试、健康，购书智慧智能综合服务平台
人卫官网	www.pmph.com	人卫官方资讯发布平台

标准化病人培训系列教材
——标准化病人手册

主　　编：黄一沁
出版发行：人民卫生出版社（中继线 010-59780011）
地　　址：北京市朝阳区潘家园南里 19 号
邮　　编：100021
E - mail：pmph @ pmph.com
购书热线：010-59787592　010-59787584　010-65264830
印　　刷：北京铭成印刷有限公司
经　　销：新华书店
开　　本：889 × 1194　1/32　印张：3.5
字　　数：73 千字
版　　次：2019 年 2 月第 1 版　2021 年 3 月第 1 版第 2 次印刷
标准书号：ISBN 978-7-117-27655-9
定　　价：32.00 元

打击盗版举报电话：010-59787491　E-mail：WQ @ pmph.com
（凡属印装质量问题请与本社市场营销中心联系退换）

标准化病人培训系列教材编写委员会

总 主 编　王县成

副总主编　赖雁妮　刘　蓉

编　　委　（以姓氏笔画为序）

向　阳　刘　原　许杰州　李国建

李海潮　何　惧　范洪伟　黄一沁

董爱梅　韩春梅　蒲　丹　潘　慧

总主编简介

王县成

现任国家医学考试中心主任，国家卫生健康委员会医师资格考试委员会办公室副主任，中国高等教育学会医学教育专业委员会常务理事，全国卫生职业教育教学指导委员会委员，中华医学会医学教育分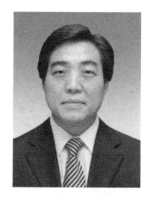会常委，《中华医学教育探索杂志》编委，《高校医学教学研究（电子版）》顾问。长期从事人才资源管理、医学考试研究和医师评价工作。

主 编 简 介

黄一沁

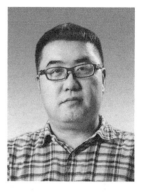

副主任医师，复旦大学附属华东医院消化内科医师，国家医学考试中心试题开发专家委员会标准化病人工作组副组长，上海市老年学学会青年学者委员会副主任委员，上海市医学会全科医学分会教育培训学组秘书，上海市医学会临床流行病学与循证医学专科分会青年委员。

2005 年起从事内科学、诊断学及全科医学的教学工作，擅长 PBL 及 OSCE 的理论研究与实践。先后赴中国香港、新加坡及中国台湾学习。2015 年开始参与国家医学考试中心医师资格分阶段考试实证研究的试题设计、标准化病人培养研究工作。发表教育和科研论文 20 余篇。

2012 年获得上海市住院医师规范化培养优秀带教老师称号。2015 年获得上海市青年医师培养计划优秀学员称号。2016 年获得复旦大学"复旦 – 复星健康梦基金"优秀教师称号。

序

随着医学教育的不断发展,对于医学生和住院医师的能力培养正在成为医学教育的重要目标,"胜任力导向的医学教育"已成为第三次医学教育改革的核心特征。教学模式的提升需要有与之相匹配的评价和考核方式,因此客观结构化临床考试(objective structured clinical examination, OSCE)逐渐成为目前对胜任力最为重要的终结性评价方式。标准化病人(standardized patient, SP)是 OSCE 的重要组成部分,不仅可用于医学相关专业人员综合能力考核,也可用于其临床能力尤其是沟通能力和职业素养的培养。

标准化病人是指经过标准化、系统化培训后,能够准确、逼真、可重复地再现出案例所要求的疾病特征、心理社会特征和情感反应,能够参与完成病史采集、体格检查、沟通交流、人文关怀等临床能力教学和考核工作的人员。标准化病人的概念诞生于 20 世纪 60 年代,发展至今已形成医学教育领域公认的一种重要方法,广泛应用于医学终身教育的各个阶段,覆盖了临床医学、护理学、临床药学等医学相关学科。在美国、加拿大和欧洲部分国家,标准化病人已应用于国家执业医师资格考试。

标准化病人之所以广为接受和应用,其原因有二:一是传统医学教育所采用的理论授课和纸笔考试无法全面、客观地对学习者的沟通交流能力和职业素养进行培养和评价。标准化病人的出现,引入了真实的"人",跃然于纸质教材和书面试卷之外,学习对象能够与其面对面进行互动,使得沟通能力和职业素养的培养与评价成为可能。随着社会的不断发展,人民群众对医疗健康的需求也日益提升。生理 – 心理 – 社会医学模式的提出、以病人为中心的理念的建立都需要医务工作者更多地关注"病人",而并非聚焦单纯的"疾病",而标准化病人恰好符合这一趋势。二是考核"标准化"的趋势。传统的医学考试常采用真实病人,病人即考题。但真实病人千人千面,无法实现均一化,考核的公平性无从体现。标准化病人的出现,在一定程度上为这一问题提供了解决方案。标准化病人是社会表演学在医学教育领域的一种应用范式,对病人这一群体进行研究,对病人的临床特征进行分析和提炼,并实现重复再现。

20 世纪 90 年代,得益于美国中华医学基金会(China Medical Board, CMB)的支持,标准化病人开始进入中国。但在此后的 20 年间,其实践仅局限于少数医学院校。从全国范围来看,标准化病人仍处于萌芽阶段。近 4 年来,标准化病人研究热度再次升温,主要是源于国家医学考试中心牵头的医学考试改革研究。

2015 年,国家医学考试中心正式启动了国家执业医师资格考试临床类别分阶段实证研究。同年 2 月,医师资格考试分阶段考试设计研讨会在汕头召开。在本次会议上,课题组和部分院校提出将标准化病人用于病史采集站点,替代纸笔考试。此后，该观点在多次研讨会上得到认可。国家医学考试中心随后组织权威专家拟定技术标准、命制试题、培训考官。同年6月，8所医学院校在分阶段考试实证研究过程中启用标准化病人。这是标准化病人首次出现在国家级医学考试中，尽管只是在实证研究阶段，但仍具有极其重要的历史意义。

分阶段考试实证研究开展4年来，分布于我国东、中、西部的40余所西医院校和20余所中医院校先后加入，纷纷培养和启用本校的标准化病人队伍，并逐步向院校教育阶段和住院医师规范化培训阶段辐射。在此期间，北京协和医学院、复旦大学上海医学院、四川大学华西临床医学院等先后组织了多次标准化病人师资培训班，培养了大批标准化病人培训师和项目管理人员，起到了良好的助推作用。标准化病人培养及应用于医学考试的可行性得到了广泛认同，各院校标准化病人表演的真实性和一致性也得到了充分认可。众多医学院校以考试改革为契机，实现了标准化病人队伍的从无到有、从少到多，逐渐壮大。由此，标准化病人在中国医学教育领域从萌芽阶段开始进入快速发展阶段。

标准化病人在医学教育领域应用的核心价值不仅在于其是真实的"人"，更在于"标准化"。人的普遍差异，使得"标准化"的重要性尤为突显。缺乏培训标准和管理规范，无法实现标准化病人培训师和标准化病人产生的"标准化"，也就无法保障教学考核的同质化。另外，文化背景和医疗实践的差异，使得我们无法全盘照搬国外已有的标准化病人培训使用经验。因此，我国目前迫切需要一套完整规范、行之有效的标准化病人培训、应用和管理的系列教材，用于指导这方面工作的稳步开展。

2016 年 8 月，国家医学考试中心在沈阳成立了标准化病人专家工作组，并决定牵头组织在国内标准化病人领域富有经验的专家，遵循医学教育发展规律，结合我国标准化病人实践经验，编写统一的系列教材，面向不同使用人群，用于指导各医学院校和医疗机构科学规范地开展标准化病人培训和管理以及标准化病人案例撰写工作，逐步建立起标准化病人培训应用的国家标准，为今后医师资格考试改革的全面推进奠定基础。国内标准化病人领域的 30 余名专家和表演学方面的专家通力合作，历时两年，几易其稿，本套教材终于问世。

本系列教材一套五册，围绕标准化病人这一主题，分别针对标准化病人培训师、标准化病人、案例编写人员、项目管理人员，从不同角度进行系统阐述。第一册《标准化病人概述》，主要从理论层面介绍标准化病人的概念、应用、局限性和展望；第二册《标准化病人培训师手册》，主要指导标准化病人培训师在工作中如何招募、面试、培训和考核标准化病人；第三册《标准化病人手册》，主要针对标准化病人关心的实际问题，指导标准化病人进行学习、表演、评价、反馈等具体工作；第四册《标准化病人案例编写手册》，介绍案例编写的原则并提供了内、外、妇、儿、精神、中医等专业的案例；第五册《标准化病人项目管理手册》，主要介绍项目管理的要素、手段、问题以及解决方法等。在《标准化病人概述》这一分册统领下，其余各分册之间相互关联又相对独立，针对标准化病人工作中的不同主体及主要任务，理论和实践并重，具有良好的可操作性，对具体工作的开展有较高的参考价值，读者可结合自身需要,有选择性地进行阅读。

与国外已有的标准化病人培训教材相比,本套教材具有如下特点:一是体系完整。本套教材全面覆盖了面向标准化病人项目所涉及的不同群体,对标准化病人培训、管理以及案例撰写的全过程逐一分解。二是专业程度高。本套教材的编写团队汇集了国内率先开展标准化病人工作的 10 所医学院校和国家医学考试中心的 30 余名专家,均具有扎实的医学教育理论基础和丰富的标准化病人培训使用经验。同时还跨学科地吸收了表演领域专家参与编写,从不同的专业角度进行阐述。其内容的广度和技术的深度都足以体现当前我国标准化病人的应用水准。三是可操作性强。本套教材在编写过程中借鉴了国外的经验,但更重要的是从我国已有的实践经验中加以整合提炼,对标准化病人培训和管理过程中各个环节加以细化、量化,提供了多种已经过检验、可直接应用的方法和工具,完全能满足读者的不同需求。

随着本套教材的出版以及后续工作的推进,我们可以预见到,标准化病人在我国医学教育领域将从快速发展阶段进入有序、专业的新阶段。我们完全有理由相信,会有更多的医学教育工作者加入到标准化病人培训使用的队伍中来,也会有更多的标准化病人诞生在中华大地,共同投身于医学教育改革,致力于新时代医学人才培养的伟大事业,为了健康中国的目标,筑梦前行!

总主编　王县成

2018 年 10 月

前　言

　　随着医学科学的不断发展,培养适应新时代医学人才的要求也被不断提起。为了培养二十一世纪的医生,临床技能和沟通能力的培养与考核是必不可少的。但传统医学生培养模式并不足以使医学生在临床前就能够获得成熟的病史采集和医患沟通能力。随着医学教育的不断发展,模拟医学的理念深入人心,我们在问诊和医患沟通的学习中加入标准化病人的概念,也是目前医学教学及考核领域的新进展。随之而来的就是出现了一个全新的"职业"——标准化病人。标准化病人的培训及使用经过数十年的实践,在西方发达国家中已经有了一整套完整的体系,但目前我国尚缺乏相应的实用书籍或教材,用以系统教授初学者如何成为一名合格的标准化病人。本书旨在较为系统地给予那些想要成为标准化病人或者正在接受培训的标准化病人一些理论知识和基本实践指导。手册通过解答提问的形式,分步骤地对标准化病人进行培养,既保持了培训的专业程度,又能够让标准化病人可以根据形象通俗的案例来还原。

　　在编写本分册的过程中,得到了来自各医学院校、专业表演学教师和国家医学考试中心的大力协助,在此表示衷心的感谢。

　　我们需要感谢所有的标准化病人，是你们的奉献精神使得这项工作得以在中国开展，也使我们的医学教育事业有了更大的进步。因为有了你们今天的付出，中国未来的医疗服务一定会更有"温度"。感谢你们！

黄一沁

2018 年 10 月

目　录

目
录

第一章

什么是标准化病人？

标准化病人（standardized patient, SP）是指经过标准化、系统化培训后，能够准确、逼真、可重复地再现出案例所要求的疾病特征、心理社会特征和情感反应，能够参与完成病史采集、体格检查、沟通交流、人文关怀等临床能力教学和考核工作的人员。标准化病人在医学教育领域具有不可替代的重要作用。

一名出色的标准化病人可以承担三重角色——表演者、评价者和指导者，如表 1-1 所示。

表 1-1　标准化病人的三重角色

角色	特点
表演者	● 类似于演员 ● 扮演病人（或病人家属） ● 是标准化病人最基本的作用
评价者	● 类似于裁判或考官 ● 依据一定的评分标准进行评价 ● 在部分教学和考试中可发挥此作用
指导者	● 类似于教师 ● 依据一定的评分标准，结合作为病人时的亲身感受，提供反馈和指导 ● 在教学中使用，考试中一般不进行反馈和指导

第一重，标准化病人是一名表演者，和舞台上或是影视中的演员一样，根据事先撰写好的"剧本"，也就是案例，出演不是自己的角色。但标准化病人又是一群身份特殊的演员，因为他们要扮演的是病人的角色。标准化病人通过扮演病人，与教学或考核对象（通常是医学院校的医学生，或是年资较低、缺乏经验的年轻医生）共同创造出一个介于模拟与真实之间的临床情境：他们的身份以及一言一行都是事先设定好的，而教学或考核对象及其言行则是真实存在并客观发生的。

第二重和第三重，标准化病人在出演角色的同时，还需要观察演出对手的"戏份"，也就是教学或考核对象的言行，依据所接受的培训要求，采用一定的评分表和评分标准对其进行评价。在演出结束之后，标准化病人还可以从病人的角度出发，向教学或考核对象提供直接反馈或是书面反馈，指出其在互动过程中表现良好和有待改进之处，承担评价和指导的作用。这种反馈和评价的经历，对于医学生或低年资医生来说，是难能可贵的，也是其在课堂学习和临床工作中无从获得的。

不过在起步之初，标准化病人可以先从表演者做起，待积累了一定的表演经验之后，再接受相应的培训，逐步发挥评价和指导的作用。

那么，标准化病人对于医学教育，或者简单点儿说，对于医生乃至医疗行业其他工作者的成长，究竟有着什么样的意义呢？

标准化病人的意义
● 解决医学教育需求与病人安全、法律伦理之间的矛盾
● 优化医学教学和考试方法
● 强化人文关怀理念的培养

世界上首位标准化病人诞生于 1963 年的美国南加利福尼亚大学。在之后的短短 50 多年间，标准化病人方法拓展到全世界，得到医学教育领域广泛的关注和认可，其意义与价值集中体现在以下几个方面：

1. 解决医学教育需求与病人安全、法律伦理之间的矛盾

医学是一门实践性学科。现代医学之父，著名的医学教育家 William Osler 曾说过："对于医学初学者来说……最好的教学是由病人本人直接教授的。"现代医学教育提倡医学生"早期接触病人，早期进入临床"，强调"以病人为中心"，重视关怀服务的人文理念，而这一切都离不开与病人面对面的直接接触和交流。

然而，随着法律法规的完善，病人的法律和维权意识逐步提高，缺乏经验的医学生和低年资医生在真实病人身上实践的机会锐减。和过去相比，实践教学的有效开展面临着一定的困难。幸运的是，标准化病人的出现和应用在一定程度上能解决上述棘手问题，从而有效培养学习者的临床能力。

2. 优化教学和考试方法

传统的教学和考试中，医学生从书本中学、在试卷上考，存在着重理论知识、轻实践操作和能力培养等诸多不足，纸上谈兵的"书呆子"屡见不鲜。标准化病人在一定程度上能起到替代真实病人的作用，用于实践教学环节，让学习者有机会亲身实践并运用理论知识，为其架起从理论到实践的桥梁。

同时，可根据学习者的教学和考核目标，对标准化病人所呈现的临床情境进行设计，使教学和考核过程循序渐进，也更有针对性。

更重要的是,这种教学或考试方法是可重复的,更是安全的。学习者既有足够多的机会反复练习,又有犯错误的机会,而不必担心对病人造成不良后果,这是在真实病人身上不可能实现的。

另外,标准化病人具有良好的可重复性,可以对多名考生重复进行考核,相当于让所有考生都面对统一的考题,一定程度上确保了考试的客观性和公平性。

3. 强化人文关怀理念的培养

"以病人为中心"的关怀服务理念是一名合格的医务工作者必不可少的职业素质,培养这种素质最好的教具当然是人。在学习者对标准化病人进行病史采集、体格检查、沟通交流后,标准化病人可以从病人的视角出发,把对学习者的态度、技巧、手法等的切身感受进行全面的反馈,用最直接的方式引发学习者的同理心,帮助他们理解和践行人文关怀理念。

时至今日,标准化病人的应用领域已经从最初的院校教育逐步拓展到了医学教育的不同阶段,包括院校教育、毕业后教育和继续教育;应用范围也扩大到医学领域不同专业人员的培养,包括医生、护士、临床药师、康复理疗师等。但从总体上来看,仍以临床医学专业的院校教育为主要的应用阶段。

标准化病人在美国、加拿大等国家和地区已用于国家级医师资格考试中,社会认可度高,并成为一种正式的职业。不过在其他一些国家和地区,标准化病人则是以志愿者的身份参与其中。

我国于1991年首次引入标准化病人这一概念,主要由医学院校负责培训和管理,同样以公益志愿者为主。这一群体一般都有其正式的职业,牺牲晚间或周末休息时间服务,长期以来深受学习者和教师团队的尊敬和爱戴。他们为了国家明日有更多更优秀的医务人员而热情奉献,真心实意地主动参与到医学教育事业之中。

同时,标准化病人志愿者的奉献过程也是一种自我提升的过程。不少标准化病人经过多年的实践成长为标准化病人培训师,拓展了服务领域,传播了标准化病人的奉献精神,更提升了自我价值;也有的标准化病人在参与教学考核中掌握了一定的医学常识,为家人、朋友释疑解惑,利人利己。

2015年,我国国家医学考试中心首次启动了将标准化病人应用于国家执业医师资格考试的探索和研究,掀起了标准化病人招募、培训和应用的新高潮。在此,我们也呼吁越来越多的志愿者加入到标准化病人的行列,共同为医学教育付出努力,奉献热情。

第二章

我可以成为标准化病人吗？

标准化病人就像所有的公益服务志愿者一样，并没有很高的入门门槛，更重要的是抱有一颗愿意为医学教育事业奉献的诚挚之心，充分认同标准化病人教学和考核的深远意义，教导好今日的医学生，为明日培养出更多的优秀医师。

那么，如何判断自身的基本条件是否符合标准化病人的要求呢？

第一节　我是否符合标准化病人
候选人的基本条件？

标准化病人候选人的基本条件
● 认同标准化病人的工作价值，愿意为医学教育真诚付出
● 身体状况良好，无重大疾病或传染性疾病
● 品行端正，责任心强，无不良行为记录
● 守法、守规

根据标准化病人的使用目的和工作性质不同，招募和筛选时的具体要求可能也会略有不同，但作为标准化病人候选

人不可或缺的条件包括：

1. 认同标准化病人的工作价值,愿意为医学教育真诚付出

就像所有的公益服务一样,标准化病人管理方所给予的补助或福利,与标准化病人为此付出的热忱是不等价的。这一情况可能会随着标准化病人职业化发展而发生变化,但现阶段作为一名标准化病人,更多的是收获医学院校师生的尊重和感激,以及奉献服务所带来的成就感和满足感。

2. 身体状况良好,无重大疾病或传染性疾病

标准化病人需要模仿疾病的症状和体征,但标准化病人并非真正的病人,一般不由患有重大疾病的真实病人担任。鉴于标准化病人所要承担的教学和考核任务需耗费一定的精力和体力,相对健康的体魄是其基本条件之一。

3. 品行端正,责任心强,无不良行为记录

标准化病人直面医学生,无论标准化病人是否承担教学指导者的作用,学生都会把标准化病人当作老师来尊重,因此标准化病人时刻都要以身作则,谨言慎行,认真对待每一次工作。

4. 守法、守规

遵纪守法是每个公民应尽的义务,遵守工作纪律和管理规章是最基本的职业道德。如果标准化病人参与医学考试,特别是高规格、高利害考试,例如国家级的医学考试,则还需要遵守考试纪律,严守考试秘密。

除上述四点基本要求外,以下几点弹性要求也常常出现在标准化病人的招募要求之中,供读者参考：

（1）一般要求没有医学背景。

（2）具备良好的交流和口头表达能力。

（3）具有一定的文化程度，会说普通话。

（4）年龄一般为 18~60 岁（可根据身体状况适当放宽年龄上限至 70 岁）。

第二节　成为标准化病人，我需要具备哪些能力？

标准化病人需要具备的基本能力	
● 表演能力	● 语言能力
● 学习能力	● 观察和应变能力
● 记忆能力	● 职业素养

标准化病人虽然入门门槛不高，但一名经过培训的合格标准化病人，至少要具备以下六项基本能力。同时，标准化病人扮演的角色越多，则对其能力要求越高。能够胜任指导者作用的标准化病人还需要具备包括教学能力在内的其他更高能力。

1. 表演能力

能真实地表现出特定的案例特点和病人的真实反应，包括症状、体征、神态、动作、表情、语言等，用表演技巧来真实塑造案例。

2. 学习能力

具备一定的学习能力，能理解、掌握标准化病人培训师的授课内容，掌握医学基础知识、表演基本技巧、反馈原则和评价标准等。

3. 记忆能力

能够在短时间内记住案例（剧本）中的细节和表演要求。与医学生／考生互动结束后能回忆起言行细节，包括语言、态度和行为等，准确记录医学生／考生的表现。

4. 语言能力

善于用病人的口吻来表达案例（剧本）的内容，发音正确清楚，会说普通话，能根据案例角色的情绪特征运用恰当的语气语调。

5. 观察和应变能力

能够在表演中冷静地观察医学生／考生，不动声色地按照要求进行评分。能够在不突破案例（剧本）框架的情况下，随机应变，做出合理的反应和回应。

6. 职业素养

爱岗敬业、有责任感，公平待人、公正评分，守时、遵纪守法，具有合作精神。

第三节　我需要掌握
医学知识吗？

关于标准化病人是否需要掌握医学知识，答案是肯定的。标准化病人扮演病人，模拟疾病的症状和体征，模拟病人的神态、语言、动作和情绪，如果完全没有医学知识，无疑是很难做到惟妙惟肖的。例如，标准化病人扮演一位"心绞痛"的病人，那么他必须充分理解"心绞痛"这三个字所涉及的医学知识——疼痛的部位、性质、程度、持续时间等，才能准确表演并被医学生／考生所理解。所以标准化病人培训课程通常涉及一定的医学基础知识，以便让标准化病人更好地理解案例中的病历摘要部分，更准确地模仿病人。

但值得注意的是，这种医学知识的讲解一般是非常浅显的，所谓"知其然而不知其所以然"。标准化病人常常只需要记忆一些医学现象，理解和掌握案例相关的评分原则，而并不需要如同医学专业人士一般，阅读深奥的医学专业书籍，掌握现象背后复杂的机制和原理。

第四节　医生和护士是不是标准化病人的最佳候选人？

关于医生和护士是不是标准化病人的最佳候选人，答案是有争议的。

很多医学院校会要求标准化病人为非临床医学背景的人员。而所谓临床医学背景，粗略来说，指的就是医生和护士群体。一方面，医护群体既有现成的医学知识，又对医学事业最有感情，培养医学生可能称得上是他们应尽的义务。但另一方面，医护人员对于医疗过程过于熟悉，完全可以预估医学生／考生的语言和行为，在扮演病人这一角色时，可能会在不经意间流露出暗示性的神情或语言，导致表演"穿帮"，甚至严重影响考试的公平性和客观性。例如，在医学生／考生给出错误答案时，若标准化病人流露出惊讶或失望的神情，甚至反问

"你为什么要这么回答"等，都会让医学生／考生"出戏"，影响其训练或考核过程。另外，医生在扮演病人时，其注意力容易被医学知识点本身所吸引，而模糊了沟通交流等人文关怀目标，影响教学效果。所以临床医学背景是一把"双刃剑"，如何培训和使用这一人群，值得标准化病人培训师们进一步研究和探索。

第五节　我目前的职业
会有帮助吗？

　　参与标准化病人工作，其自身的职业背景一般没有严格限制，但标准化病人培训师常常会对演员和教师这两种职业青眼有加。

　　例如，有时候医学院校需要标准化病人扮演精神分裂症病人。模仿举止异常、情绪错乱的精神疾病病人，对于普通人而言实属不易，但专业演员则可以发挥职业优势，更容易融入角色，还原临床情景。所以，虽然国内外都暂时没有职业演员和普通志愿者谁更适合做标准化病人的研究数据，但从实践经验来看，职业演员担任标准化病人似乎存在着一定的优势。

　　又如，部分医学院校利用标准化病人担任教学指导者的工作，那么与教学指导者最接近的莫过于教师这一职业了。一名训练有素的教师通常具备较高的文化水平、良好的教学能力、流利的语言表达能力和与医学生／考生展开互动的组织管理能力等。这些都有利于标准化病人工作的开展。

第六节　作为标准化病人，
我需要付出什么？

标准化病人的付出

- 热忱
- 时间
- 必要时一定程度的身体暴露
- 接受录音和录像
- 遵守相关规章制度

1. 热忱

标准化病人很难得到经济上的充分补偿，更多的收获来自于精神层面。国内目前大部分的标准化病人都是公益性质的志愿者。作为标准化病人必须要付出，并且是长期付出满腔热忱，为医学教育事业无私奉献。

2. 时间

标准化病人所付出的时间包括正式上岗前的培训时间、参加准入考核的时间和正式工作的时间。一般来说，培训和正式工作多安排在晚间或周末。

3. 必要时一定程度的身体暴露

标准化病人在配合医学生／考生进行体格检查时，可能需要暴露身体的一部分，甚至可能涉及女性乳房等隐私部位。标准化病人项目管理方有义务提前向标准化病人说明并征得同意，保护标准化病人的隐私和身体健康。标准化病人也有了解详情和拒绝身体暴露的权利。

4. 接受录音和录像

某些医学考试,特别是国家级的医学考试,为了保证考试的公平和公正,考试组织者有可能使用录音、录像等手段监控考试过程并存档留证,考试前必须告知标准化病人并取得其书面同意。

5. 遵守相关规章制度

遵守标准化病人项目管理方的规章制度,遵守考试组织者提出的保密规章和直系亲属回避原则等。

第三章

如何成为一名标准化病人？

从毫无医学背景的普通人成长为一名合格的标准化病人，需要经过"招募—面试—培训—考核—使用"五个阶段。

标准化病人的成长过程
招募 ⟹ 面试 ⟹ 培训 ⟹ 考核 ⟹ 使用

第一节　如何申请成为
标准化病人？

1. 标准化病人招募方

招募方目前以医学院校、医疗机构为主，未来可能会出现标准化病人行业协会、标准化病人培训管理基地等其他主体。

2. 标准化病人报名信息获取渠道

（1）纸质媒体和平面广告。

（2）电视媒体。

（3）新媒体平台：医学院校或医疗机构的官方网站、官方微博、官方微信平台等。

（4）其他：标准化病人之间的口口相传、熟人推荐，志愿者服务团体的推广介绍等。

3. 报名信息

标准化病人报名很可能需要填写书面申请表格，内容可能包括：①个人信息，如姓名、性别、年龄、文化程度、工作经历等；②联系方式，如手机号、电子邮箱等；③申请原因等。

4. 注意事项

标准化病人申报实行自愿报名原则。需要注意的是，无论是标准化病人招募还是后期培训都不会收取任何费用，即便存在标准化病人报名的中介环节（如媒体平台等），也不会收取任何费用。

第二节　如何对申请人进行书面筛选？

收到申请表后，工作人员和培训师会按招募要求进行书面筛选。一般会综合考量标准化病人申请人的动机、年龄、文化程度、工作经历等因素。以下申请人可能更受青睐：

1. 最符合案例病人的年龄、性别等人口学特性的申请人。

2. 无需过多指导就能真实表演案例、准确模仿体检特征、精准填写评分表的申请人。

3. 能够接受工作时间、待遇，以及暴露身体和音频、视频采集等要求的申请人。

4. 服从指导、容易相处的申请人。

第三节　标准化病人的面试如何进行？

面试者一般包括标准化病人培训师和标准化病人项目管理人员。此环节可能包括但不限于以下内容：

1. 宣讲会

讲授标准化病人的工作内容和职责、工作时间和地点、工作特殊要求（身体暴露，音频、视频采集，保密工作等）和管理制度、培训内容和考核流程等。

2. 面谈

一对一面谈、多对一面谈或多对多面谈均可采用。面试者将直观感受申请者的语言表达能力、观察和应变能力等，并进一步了解申请者的工作动机和职业精神。

3. 表演或带妆表演

主办方可能设置简单的场景和剧情，要求申请者进行简单表演，如表演喜怒哀乐的情绪等，以观察和评估其基本表演能力。通常这种表演并不涉及医学案例和专业知识。若需带妆表演，通常会提前告知申请者。

通过面试的申请者经书面确认后进入培训流程，必要时还会额外签署知情同意书和保密承诺书。

第四节 标准化病人的基本职责有哪些？

标准化病人的基本职责

- 接受培训与考核
- 熟记案例、语言和行为规范,按表演原则配合医学生/考生进行互动
- 掌握评分原则,对医学生/考生公平、公正评分,严禁"人情分"
- 掌握反馈原则,按案例要求认真反馈,有效教学
- 自觉遵守工作纪律,严格执行有关管理规定

1. 接受培训与考核

正如前文所述,标准化病人是用于医学教育和考核的特殊人群,需要承担表演者,甚至评估者和教学辅导员的职责。例如,当标准化病人从病人的角度给出反馈意见和建议的时候,既要起到反馈和指导的作用,又要让教学或考核对象乐于接受,这就必然会涉及一些教学原则的把握和教学技巧的使用。若从未接受相关培训,胜任这一角色还是颇有难度的。所以,鉴于标准化病人的每一个职责都具有其特殊性,必须要遵循一定的实施原则,只有经过严格训练和考核的人员,才能胜任这个角色,助力医学生的成长。

2. 熟记案例、语言和行为规范,按表演原则配合医学生/考生进行互动

具体来说,标准化病人作为表演者,需要按照特定的"剧

本"（即案例）扮演特定的病人，一言一行都是被设计过的，与教学或考核对象的"对手戏"也是有章可循的，只有在熟记剧本的基础上，才有可能做出恰如其分的表演，让医学生充分融入模拟情境，获得真实的教学体验。

3. 掌握评分原则，对医学生/考生公平、公正评分，严禁"人情分"

作为评分者时，标准化病人要行使"裁判"的职责，其对于评分标准的掌握将直接影响医学考试的公正性和公平性。考试越重大，产生的影响越深远，标准化病人评分的精准性要求越严苛。

4. 掌握反馈原则，按案例要求认真反馈，有效教学

虽然标准化病人教学过程的部分环节有些近似于舞台剧的演绎，但其核心环节主要在于教学反馈和指导，只有当标准化病人紧扣教学/考核目标，从病人的角度给出有效反馈意见和建议的时候，才能让医学生/考生学有所获、学有所成。

5. 自觉遵守工作纪律，严格执行有关管理规定

标准化病人的教学和考核并不是标准化病人一个人的工作，而是一个团队协作的过程，可能涉及数名甚至数十名培训师、临床医师、教师、辅助工作人员等。团队中的所有人都需要遵守各项工作纪律和管理规定。如若涉及医学考试，还应特别注意各项保密规章的执行。

第五节 标准化病人的工作
原则是什么？

标准化病人的工作原则
● 标准化原则
● 一致性原则
● 公正客观原则

标准化病人的工作原则首先与标准化病人的三重角色相对应,担任一重角色就应该遵守一个角色特定的工作原则。但无论担任哪一重角色,标准化病人都必须遵守的工作原则有以下三个:

1. 标准化原则

标准化病人与病人的最大区别,不在于是否真的罹患某种疾病,而在于标准化病人的言行举止都是"标准化"的。体现在标准化病人的所有言行都是基于案例(剧本)的,都是经过培训的,都是标准化病人培训师所规定的。标准化病人都是模式化地进行表演和谈话,不允许随心所欲地更改语言、神态、情绪或行为。

2. 一致性原则

一致性具体是指标准化病人标准化的言行都是可重复的。理想的一致性表演就像不断倒带重播一样,每一次表演从第一个医学生/考生到最后一个医学生/考生都是一模一样的。除同一位标准化病人在面对不同医学生/考生时的要求一致之外,如有多名标准化病人扮演同一案例角色,他们之间的表演同样也要求相对一致。因此,标准化病人个体内部和之间的标准化,是标准化病人团队一致性的基石。无论个人还是团队,要达到一致性目标是非常困难的,这离不开严格规范的培训和一定的工作经验。

3. 公正客观原则

每一位医学生／考生都应该被尊重、被重视,不偏不倚,既体现标准化病人对医学生／考生的尊重,也反映出对他们的关爱之情,更是事关考试公平性的关键。

第六节　标准化病人为什么要经过培训?

标准化病人虽然大多数时候都是由志愿者担任的,但标准化病人对于医学教学和考核有着非常重要的意义,需要了解一定的医学知识,掌握表演技巧和反馈评价原则,有着其独特而专业的工作特质。所以从普通的非医学专业人员成长为半个医学教学和考试工作者,离不开专业的培训和指导。标准化病人培训师们力求通过培训让每一位标准化病人达到以下目标:

（1）能够按照案例要求进行逼真的模拟。

（2）能准确地对医学生／考生进行评价和反馈。

（3）保持良好的一致性。

第四章

标准化病人要经过
哪些培训?

要成为一名合格的标准化病人,需要接受四个阶段的培训,分别是:基础培训、能力培训、整合训练和模拟实践。在此期间,培训师会指导标准化病人,从一名普通人成长为一名能惟妙惟肖演绎病人角色的合格的标准化病人。这一系列培训基于对表演能力的提升,同时也基于医学专业的特殊要求。一般来说,可能需要 10~15 个小时或是更长的时间来完成这些训练。

第一节　我需要学习哪些
医学基础知识?

基础培训阶段,标准化病人需要学习医学基础知识和表演基本技能。

标准化病人需要与对手进行精确的表演,提供详细的评价和反馈。因此,即使在一开始对医学一无所知,也需要适当了解一些医学基础知识和医生思考问题的方法。但标准化病人不需要以一名医生的标准来进行学习。这些学习都是围绕着让标准化病人更好地了解角色、精准地评价医学生／考生而展开的。

1. 医学基础知识的学习

标准化病人并不需要具备很多医学知识，因为案例（剧本）本身会提供一定的医学知识，而根据案例（剧本）有针对性地强化补充医学知识更有效率。但是，标准化病人需要理解医生可能做出的反应以及医生整个诊疗过程的基本框架结构，以便能够更好地呈现案例，更好地保持重复表演的一致性。

表4-1是标准化病人需要掌握的医学基础知识。

表4-1 标准化病人需要掌握的医学基础知识

临床技能领域	需要掌握的医学基础知识
病史采集	记住案例的每一个细节
	在不主动提示医学生／考生的前提下合理地给予病史信息
体格检查	准确地再现体检发现
	准确把握医学生／考生的体检是否正确
医患交流	准确地利用量表评估医学生／考生的交流技能

除此之外，标准化病人在面临实际案例角色时，培训师或者案例编写者还会根据需要，教授以下内容：①疾病的背景知识：疾病症状、体征、诊断要点、治疗及预后；②人体解剖结构：主要脏器的分布及位置关系。

2. 医生的访谈顺序

医生与病人沟通的时候，经常需要依照两条线索进行。一条是为了诊断疾病而进行的，往往依照基本问诊的结构来进行，这也就是我们平时较多接触的问诊模式，即医生问、病人答（表4-2）。

表4-2　传统医学问诊顺序

问诊项目	问诊内容
主诉	就诊时最主要、最突出的不适
现病史	疾病发生时间、疾病发生情况、疾病伴随症状、疾病变化、疾病诊治经过和转归
既往史	手术史、传染病史、过敏史、预防接种史、输血史
系统回顾	按照各个系统询问
个人史	居住、生长、疫水疫地接触史
生育史（月经史）	是否生育、后代身体情况（女性加问月经情况）
家族史	家族遗传性疾病史、父母身体情况

　　而另一条线索，则是依照对病人的观察进行医患关系的建立。医生会通过谈话安慰、表达同理心以及鼓励来让病人说出自己的困惑。这条线索更多地依赖于病人自己的讲述和医生的引导。比如医生会问："你这次是觉得有点儿发热来就诊的吧，那么能否从头开始详细地和我说一下发热的过程？"这样，病人就需要按照时间的顺序来讲述这件令人感到不适的去医院就诊的故事。

　　问诊的目的是既能够让病人受到尊重和安慰，从而与医生建立良好的信任关系，同时又无所遗漏地在问诊过程中采集到足够充分的信息，用来完成对疾病的诊断和严重程度的评估。

　　所以，标准化病人经常会拿到按照时间顺序编排的剧本对白。但需要注意的是，作为演出对手的医学生/考生却未必会按照常理出牌，他们常按照自己的诊疗思路来询问。这个过程可能会让标准化病人感到不适（表4-3），但即便如此，标准化病人还是要做到有问必答、不问不答。

表 4-3　问诊时常遇到的乱序

问诊内容	问诊顺序
你有什么不舒服吗？ 　我觉得体温高了。	开场白
什么时候开始的？ 　昨天晚上。	疾病开始的时间
吃了什么药吗？ 　没有。	疾病的治疗情况
有咳嗽吗？ 　没有。	疾病的伴随症状

注：按照问诊顺序，治疗情况往往在伴随症状后被问及

3. 我们如何表达疾病？

真实病人在叙述疾病的过程中，一定是使用口语来表达病痛，同时也希望医生不要说那些晦涩难懂的医学专业名词。

因此，标准化病人一方面要清楚自己的角色能够用哪些词语来描述身体的不适，另一方面也要能识别出医生所用的专业术语，并表示出不理解（表4-4）。这也是招募标准化病人时尽量要求"普通人"作为标准化病人的原因，因为需要忘记职业习惯带来的语言表述方式实在是太难了。

表 4-4　常用的医学术语及口语表达转换表

医学术语	口语
肌内注射	打针、打屁股针
静脉滴注	打点滴、打吊瓶
心悸	心慌，心要跳出来了
腹泻	拉肚子
腹痛	肚子疼
下肢凹陷性水肿	腿肿起来了，一按一个坑

从上面的表中可以看到，医学术语存在于医患沟通的各个层面。其实不仅仅是这些简单的医学名词问题，有时候医生叙述的文字很简单，但因为其专业的逻辑关系，即使不存在医学术语，也深涩得很。比如："您好，鉴于您目前疾病发生发展的特殊时间关系，我们一致认为应采取相对保守的诊疗策略，对您来说可能会取得更好的收益。"作为病人，肯定会在这段话面前深感无力。因此，对于这些沟通习惯，标准化病人也需要有所认识。

标准化病人需要避免医学术语的策略

- 不说医学术语
- 有能力辨识医学术语
- 发现医学术语可以提出疑问，但不要表现出惊讶、不屑、惋惜的语气或眼神

第二节　我需要学习哪些表演基本技巧？

标准化病人的主要工作就是扮演测试（考试）或者培训（授课）时所需要的那个"病人"，因此理解表演的整个过程就很必要，这也就需要标准化病人本身具备一定的表演知识。虽然表演的过程更多的是行为上的练习，但是对一些基本术语、概念和对演绎的理解，还是需要在表演训练的前期准备阶段完成。这一节的内容主要是让标准化病人了解一些表演的基本概念和术语的运用。

1. 标准化病人所需要具备的表演能力

标准化病人必须具备表演者的一些特质，这里就列举几项演绎病人时所必须具备或者在后续培训中需要着重练习的能力：

（1）信念和真实的能力：信念就是指把案例中所有虚构的事物都看成是真实存在的，相信它们是真的，这就是信念。信念也是在体验真实的基础上产生的。这就需要标准化病人能够进入到所表演角色的世界中，在自己真实体验的基础上，构建一个貌似真实的虚构人物，这个人物有生老病死，有幼年、童年直至就诊这一时间点的所有经历，也有相应的社会关系，表演的时候相信自己就是这个人物。

（2）模仿的能力：模仿的能力包括模仿力和模拟力。模仿力指外部仿效，比如动作、语言、服装以及化妆等，是表演的最初形式，也是表演者必须具备的能力，没有模仿也就谈不上表现力。相对模仿的外部仿效，模拟力就需要展现人物的内心世界，能够想角色之所想。只有内外兼具，才能够向对手和观看者呈现一个真实的角色。

标准化病人模仿的能力体现在：①从外在表现病人的形态，比如着装要符合角色的性别、年龄、社会角色。适当的妆容可以表现疾病，有的疾病如果需要表现出皮疹、瘢痕、伤口等，培训师也会考虑给予化妆。②从内在表现病人的情绪及变化，比如一名肿瘤病人的内心世界表现就必须符合人物的心理学特质，包括焦虑、抑郁等。从早期的内心抗拒、自我欺骗到后期的放弃、绝望，这些都需要在表演中体现出来。

（3）观察和专注的能力：观察力主要是指观察角色和观

察生活的能力,需要做到:①用演员的眼光去观察;②紧紧抓住人物的内部特征和外部特征;③演员在观察人物的同时还要观察事件、观察环境。作为标准化病人,不只是观察所要表演的病人,也希望有一定的生活经历和体验。

根据剧本所给予的角色,把自己的注意力控制在一定的具有创造性的"注意力圈"的范围之内,并且不间断地注意一个必要的对象,这就是注意力集中。相对于其他表演,标准化病人需要集中注意力在对面的医学生/考生上,观察医学生/考生的表情,倾听医学生/考生的询问,思考如何应对。

(4)创造和想象的能力:仅仅根据观察到的生活素材,通过模仿来呈现是不能够称之为表演的,需要对所有的素材进行重新构建,这个过程叫作创造。而模仿的对象就是创造出来的这个"真实"的角色。由于剧本的限制,还有一些没有构建的内容,需要标准化病人进行补充,这就需要表演者去想象。要让医学生/考生觉得这十分钟内所面对的是一位真实就诊的病人,而不仅仅是一位只"活了"十分钟的病人。

例如,标准化病人通过观察清楚了解胆囊炎腹痛病人的行为和内心特点,但是对于他自己,有些观察的内容并不适合直接模仿,需要通过对胆囊炎这一疾病的体验,创造出自己特色的腹痛表现。而表演的时候,剧本未必会给出其家族成员的具体情况,这也需要标准化病人自己构建出一个世界。

2. 标准化病人需要培养的表演基本技巧

(1)语言技巧:包括台词、语音、语调和语气。台词是标准化病人展示案例角色、与医学生/考生进行沟通的最基本手段。但标准化病人表演时不仅要把台词一字不差地背诵出来，还需要语言展示等其他要素。标准化病人需要运用的语言技巧应尽可能地贴近生活，修饰过的语言往往并不能让医学生/考生产生如同面对真实病人的感觉。这里需要避免的主要是那些不恰如其分的语言表述。

（2）动作技巧：动作是指人体外部看得见的、具体的、属于身体四肢的形体活动。而表演中其他相似的表述，如行动、行为等则各有其自己的含义。行动是指为了达到某个目的，通过动作和语言来完成的过程（是一个有目的的、由动作和语言完成的活动过程），动作和语言是完成行动的手段。行为涉及人的思想品质，通过行动、动作揭示人的思想品质（是行动的抽象）。

标准化病人在表演中主要还是通过肢体动作来表现病人的疾病状态和情绪，所表达的是具有目的的行为，因受环境限制，会更注重于不同疾病的症状和不同情绪、行为所表现的肢体动作。

（3）表情技巧：内心情感通过动作和表情展现于外就是情绪。情绪表演的过程是还原以往情绪记忆的过程。标准化病人所需要表演的疾病体验大多都是没有经历过的，因此标准化病人还原情绪的时候，大多需要使用情绪记忆。情绪记忆也叫情感记忆，指的是标准化病人在创造角色的过程中，调动自己过去体验过的情感经历。

情绪表达可以运用各种技巧，如语言、行为或者表情，而其中最重要的就是表情。运用表情的主要目的是表达情绪和思想。表情像语言一样也是人们交流的工具，人们通过表情能够迅速地产生同理心，达成理解和共识，因此表情是高效沟通的前提和基础。而承载着医患互动评价职能的标准化病人就需要通过正确运用表情来给予医学生／考生恰当的情绪信息，从而考察医学生／考生对于病人的同理心以及沟通技巧。

（4）交流技巧：交流是指演员在表演过程中与对手之间的思想感情、意志、愿望和动作的相互传递、相互作用以及相互影响（指演员在表演时和某一对象相互传递和接受影响的心理现象，也就是与各种对象之间思想情感等活动的相互汲取与给予）。

标准化病人在呈现病人角色的时候，所起的作用不仅仅是病史的承载者，而且是问诊信息的提供者。就像真实临床工作中的医生问诊，医生不只是对病人的疾病作出判断，更要运用正确的问诊技巧，对病人的情绪做出反应和处理。因此，标准化病人往往需要了解交流沟通的概念，能够在心理层面进行深层次的表演。

3. 标准化病人即兴表演的特点

标准化病人的表演有其独特之处。与演员在舞台或是影视剧中重复固定的表演不同，绝大多数情况下，标准化病人都是在模拟诊室中进行表演，和另一个人——医学生／考生（被考核对象）面对面，对方的言语、行为是未知的，而自己的反应是剧本设定好的，这一部分又是已知的。

舞台或影视剧的演出中，表演双方都知道每次冲突的基本结构。但在标准化病人参与的医患互动过程中，只有标准化病人知道具体场景——案例的"故事"主线，因此双方的行为发生、情绪体验都是即兴的。但是医学生／考生的任务是通过问诊流程来解决标准化病人呈现出来的问题或是向他们提供帮助，从病人讲述的故事和检查中发现可能导致病人症状发生的原因,或是采用其他方法来帮助病人,如帮助病人了解其问题、作出必要的生活方式改变、安抚悲痛的情绪等。处于即兴和框架之间的这种表演状态,是为了评估和学习临床技能,因此,标准化病人和医学生/考生之间的互动是一种极其特别的即兴表演。

第三节　如何阅读给我的培训材料?

标准化病人在培训和正式工作时,会接到完整的案例材料,包括四个部分:病历摘要、剧本、提供给医学生/考生的信息(此项不一定在培训时给出)、评分表和评分标准。

1. 病历摘要

病历摘要是整个考试内容的核心,描述了一个基本的疾病故事,包括了个人背景,疾病背景知识,疾病的起因、发生及进展,以及对于医学诊断必需的其他疾病病史。表4-5提供了一份标准化病人案例示例,供参考。

2. 剧本

标准化病人可以根据病历摘要的内容很快构建一个相关疾病病人或病人家属的世界,并且根据这个人物讲述出相应的"故事"。为了保证这种创造和想象的标准化,每一次讲述都需要在相同的情景下进行还原。这就需要使用剧本对白来规范标准化病人对剧本的创造和想象,告诉标准化病人什么时候可以说什么话,什么时候需要做什么动作。表4-6提供了一份标准化病人剧本示例,供参考。

二、培养哪些经要过？

表 4-5　标准化病人案例示例

项目	内容	说明
基本情况	● 患儿，男性，10个月 ● 因"腹泻2天"由母亲带来门诊就诊 ● 就诊状态：病人母亲较焦虑，怀抱婴儿（模拟人）	角色基本信息；主要症状、时间 情绪、行为状态
现病史	● 我儿子10个月了，2天前开始拉肚子，大便拉出来像蛋花汤一样，一天拉8次。每次量中等。还有发烧。我给他量了体温，38℃左右。有流清鼻涕。之前没有吃什么不干净的东西，也没有着凉。我带他去本地段医院看病，医生开了"思密达""小儿速效感冒灵"和退热刺治疗，但是没有什么效果，还是拉肚子、发烧。今天大便10多次，每次拉的量比以前也多了，就带来再看一下 ● 最近2天我胃口比较差，睡得还可以，不喜欢吃，吃东西容易吸吐，吐出来的都是刚吃下去的东西，而且特别喜欢喝水。哭的时候有点少候眼泪是有的，小便不多。精神没有以前好，有时候有点少	疾病起因、发生、进展、就诊情况等（标准化病人需要记住整个故事经过，理解并准确回答关于这一部分情况的问题）
相关病史	● 既往史：他以前没有发生过什么大病，没发现有药物、食物过敏。以前没有反复腹泻过 ● 个人史：第1胎第1产，足月顺产，出生体重3400g，出生后混合喂养，已添加米粥、蛋羹、肉糜等。平时胃口好，体重增长达标。4个月时能抬头和挺胸及大笑，7个月时能发"妈妈"音，现可扶着站。按规定的时间进行各种预防接种 ● 家族史：家里没有慢性腹泻的病人	既往疾病史，未提及的可根据实际回答 个人生活情况，成年人包括生活居住情况、个人不良嗜好、婚姻生育情况（女性包括月经史） 家人身体情况及直系血亲的身体情况

表 4-6　标准化病人剧本示例

项目	医生	病人
问候及病人信息确认	您好！我是 × × 医生，这是您的孩子？	是的。
	孩子多大了？	10 个月了。
现病史	请问孩子怎么不舒服？	他拉肚子。
	什么时候开始拉肚子的？	2 天了。
	生病前有没有吃什么不干净的东西？有受过凉吗？	没有吃过不干净的东西，也没有受凉过。
	大便是什么样的？	大便拉出来像蛋花汤一样。
	……	……
	他生病这几天胃口好吗？	最近 2 天他胃口比较差，不喜欢吃东西。
	精神怎么样？	精神没有生病以前好。
相关病史	这次生病前生过什么病吗？	他以前没生过什么大病。
	以前有没有反复拉肚子的情况？	没有。
	有对什么药物或食物后容易过敏的吗？	没有。
	……	……
	家里有反复腹泻的病人吗？	没有腹泻的病人。
		医生，他严重吗？用不用输液啊？（标准化病人主动提问）

我们从剧本可以明确知道,什么时候需要回答什么样的问题,如何展示我们的情绪以及表达相应的疑问。

3. 评分表

评分表包括项目评分表和综合表现评分表两种类型。作为标准化病人,倘若参与医学生/考生评价,我们主要使用的是综合表现评分表(表4-7)。

表4-7　综合表现评分表示例

考核项目	评分标准
沟通交流	● 避免使用复杂难懂的医学术语
	● 适当停顿,给病人思考或提问的时间
	● 倾听并回应病人问题
	● 适当运用非语言技巧(目光交流、肢体语言、语速和语调等)
人文关怀	● 尊重病人(着装整洁、礼貌称谓、保护隐私)
	● 同情和安慰

由此表可见,标准化病人参与评价的部分主要是医学专业知识以外的个人体验。

第四节　如何快速有效地记忆案例中的关键信息？

在能力培训阶段,标准化病人需要学习如何快速有效地记忆案例中的关键信息,获取病人的体验,可能还需要学习如何模仿病人的阳性体征。

无论标准化病人的经验如何，医学考试试题的保密性决定标准化病人无法在距考试前较长时间获得考试案例。快速记忆关键信息就成为必须掌握的基本能力。

可通过以下方式来进行快速记忆关键信息能力的培训：

1. 理解案例

对于记忆，理解一个故事然后进行复述，远比单纯的死记硬背效率要高得多。因此，接触到新的案例角色后，标准化病人首先需要理解案例。

通读：和其他标准化病人一起大声通读病历摘要，每一个人都在同一时间思考案例的细节。

讲解：通读案例之后，每位标准化病人讲述对案例的理解。培训师会对标准化病人讲解临床上可能遇到的细节问题、病人希望从医生那里获得什么，以及病人的心理状况、感觉和态度等。必须确保扮演同一案例角色的标准化病人对案例信息都要有充分而一致的理解。

关键词：讲解案例之后，培训师会挑选案例中必须记忆的关键词，便于标准化病人快速记忆。这些词是决定案例特征、不能被改变的关键点。关键词无法自行创作，培训师遴选时会尽量精选，因为记忆内容过多会影响表演的真实感，而过少又会影响表演的标准化。

讨论：在阅读培训材料时，培训师会对材料进行清晰、完整的解释。扮演同一角色的标准化病人会和培训师共同讨论，在讨论中获得一致性的结论。这样，无论是谁负责表演案例角色，都能有身临其境的感觉。

观察：有条件的情况下，培训师会用录像，或者相似情况病人访谈的形式来加深标准化病人对于整个案例的理解，在潜移默化中，让标准化病人感觉整个事件就像是亲身经历一样，回忆起来就会更得心应手。

2. 了解评分表内容

熟悉案例、记忆关键点后，培训师会向标准化病人介绍评分表内容，但仅需大致介绍评分表即可。培训师会强调评分表的重要性，让标准化病人仔细学习，并在自己不明白的地方做上笔记。

3. 标准化病人进行预演

预演能够帮助培训师和标准化病人发现表演和记忆中的不足，了解所刻画的病人和自己理想中的病人差距有多大。培训师和标准化病人在预演时才能第一次见到演出的效果。预演不可能是完美的，不要将预演当成带妆彩排，预演的目的是发现不足从而加以改进。预演时，可以由培训师扮演医学生与标准化病人根据标准剧本进行问答，发现其中的问题。多次预演可以加强标准化病人的记忆，进一步熟练规定案例的表演。

4. 帮助标准化病人提高表演质量

（1）增强标准化病人对病人的理解：基于细节至上的原则，标准化病人应该把自己想象成病人，并在日常生活中做一些病人才会做的事情。例如，标准化病人可以问自己：病人醒来会做什么？早晨他会做什么？他早饭会吃什么？他会去工作吗？如果他去工作的话，在他上班的路上，他会想些什么？关心些什么？当他下班后，他会去哪里？会做什么？总之，标准化病人认为病人会做什么，他自己就要做什么，包括去健身房、散步，或者和朋友小酌一杯。鼓励标准化病人用病人的方式和遇到的人进行交流,就好像自己是病人一样！标准化病人能够通过模仿病人的生活方式来获得更多的感性认识。

（2）帮助标准化病人记忆资料并提供适当的信息：培训师在帮助标准化病人记忆案例资料时,会建议标准化病人再次仔细地通读病历摘要,把每份资料记录在一张小卡片上,并把和这些资料有关的一个或几个问题写在卡片的背面。评分表上那些针对医学生的封闭式问题的资料需要被标识为"不可提供"。标准化病人可以通过卡片上的问题训练自己的资料记忆能力。

将资料的内容制成识字卡片,标准化病人可以通过触觉、视觉、听觉等多个感觉系统记住资料。如果标准化病人不能恰当地提供评分表的信息,则说明他们对于案例还不够熟悉。

当标准化病人被问及涉及一个或两个评分表条目的开放式问题时,他们需要提供的信息会相当复杂。培训时应让标准化病人了解,遇到此种情况,最好的方法是运用他们良好的沟通能力,让学生们转而问及封闭式问题,而不是一味地把开放式问题挡回去。

通过以上培训方法与步骤,可以在较短时间内使标准化病人快速记忆剧本,达到医学教学或考试的要求,也为以后的进一步培训做好准备。

第五节 不同的表情怎么表演？

人类表情的主要作用是表达感情和思想,它像语言一样也是人们交流的工具,人们通过表情能够迅速地产生同理心,达成理解和共识，为高效的沟通打下基础。在通常情况下，表情是情绪主观体验的外部表现模式，但在演员训练的过程中其实是反向运用的，也就是说先规定好角色的主观体验，然后再找到相应的心理状况，最后再运用表情这样的外部表现形式进行再现。另外，除了面部表情，语言声调和肢体语言也是一样的。

运用面部表情来进行表演，必须要掌握面部表情的共性特征。因为人的面部构造是一样的，用它来表达最有效，也最快速。对于标准化病人的训练应以快速学习、迅速掌握、可以复制为前提。本节介绍几种基础情绪和表情的规律与原理，供标准化病人从情绪的角度理解面部表情的区别。

1. 惆怅、忧虑、悲伤、痛苦

情绪升级	眼睛	眉	两颊和鼻子	嘴和牙
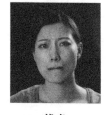 **惆怅**	眼神黯淡无光，眼部肌肉松弛，上层眼皮下垂	眉心向上而且舒展	放松	微微张开
忧虑	眼神黯淡无光，眼部肌肉松弛，上层眼皮抬起，对未来担心	眉心微皱	麻木	牙关扣紧

续表

情绪升级	眼睛	眉	两颊和鼻子	嘴和牙
 悲伤	眼神黯淡，可以伴随流泪，眼部肌肉紧张，上层眼皮下垂	眉心紧锁	法令纹收紧	嘴角下拉
 痛苦	眼部肌肉十分紧张	眉心揪到一起	鼻子也会皱起	牙关紧咬

2. 害羞、焦虑、惊慌、害怕、恐惧

情绪升级	眼睛	眉	两颊和鼻子	嘴和牙
  害羞	眼神游离，眼睛不愿意与他人的眼神接触，并且容易往偏下方掉落	眉向下压低	两颊微微泛红，屏住呼吸	嘴唇紧闭，牙关微微张开

续表

情绪升级	眼睛	眉	两颊和鼻子	嘴和牙
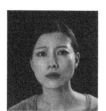 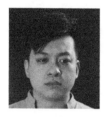 焦虑	眼部肌肉往里收紧,上层眼皮抬起,对未来担心	眉毛紧张,额头用力	麻木,鼻孔张开,气息浅而快	牙关扣紧
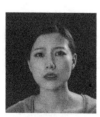 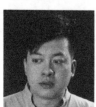 惊慌	眼部放大	眉毛上扬,额头舒展	鼻孔张大,气息深而快	口腔微微张开,吸气比吐气多

续表

情绪升级	眼睛	眉	两颊和鼻子	嘴和牙
害怕	眼部撑开，眼睛警觉地观察	眉毛上扬且锁紧	鼻孔张大，慢慢呼吸	嘴角微微拉向耳廓两侧
恐惧	眼部完全撑开到最大	眉毛压低，额头上扬	鼻孔扩张到最大，两颊向上向外提起	嘴巴向两侧咧开，倒吸气

3. 快乐、崇拜、爱、惊讶、惊喜

情绪升级	眼睛	眉	两颊和鼻子	嘴和牙
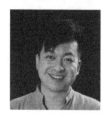 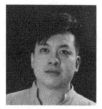 **快乐**	眼部肌肉松弛,微微收缩向里	舒展	两颊微微上提,呼吸平稳	嘴唇微微上翘,牙关微微张开
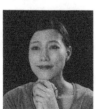 **崇拜**	眼部肌肉往里收,眼睛张大,瞳孔扩大	眉毛向外向上舒展	鼻孔张开,气息屏住	嘴角微微上翘,牙关紧闭

续表

情绪升级	眼睛	眉	两颊和鼻子	嘴和牙
爱	眼部瞳孔放大，肌肉向里收	眉毛上扬，额头舒展	鼻孔张大，气息深而松	嘴唇微微张开上翘，口腔吸气多一些
惊讶	眼部撑开	眉毛上扬舒展	鼻孔张大，呼吸快、深	下巴自然向拉下
惊喜	眼部和额头完全舒展上提	眉毛、额头向上扬	鼻孔扩张到最大	嘴巴向两侧、向上咧开

　　表达积极的正向情绪时,眼睛和眼睛周围的肌肉会呈现出松弛扩张的状态。随着积极情绪的升级,鱼尾纹会不断加深,颧骨上的笑肌会提起,嘴角会向上、向耳廓两边扩张。

4. 厌恶、憎恨、愤怒、咆哮

情绪升级	眼睛	眉	两颊和鼻子	嘴和牙
厌恶	眼神斜视或白眼	眉心与鼻梁上方的肌肉全部向中间挤压,形成竖排的皱纹	一侧脸颊微微抬起	嘴唇微微张开,向一侧抬起
憎恨	眼神怒视	眉心向下微微紧锁	麻木	牙关扣紧

续表

情绪升级	眼睛	眉	两颊和鼻子	嘴和牙
愤怒	眼睛怒视，眼部肌肉紧张	眉心向下并拢，形成剑眉形状，额头肌肉用力紧绷	鼻孔扩张	牙关紧扣,嘴部肌肉非常用力
咆哮	眼睛怒视，眼部肌肉十分紧张	眉心向下并拢，形成剑眉形状，额头肌肉用力揪到一起	鼻子会皱起	牙关大张

厌恶、憎恨、愤怒、咆哮是一组负面的情绪，是感官隔离的体现。感官隔离时参与的器官越多，厌恶的情绪越重。图 4-1 A~D 显示由厌恶到轻蔑的过渡。

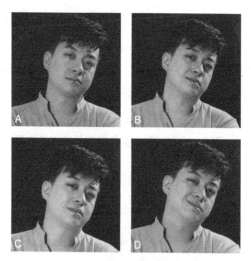

图 4-1 厌恶至轻蔑的过渡

　　面部表情主要表现为眼、眉、嘴、鼻、面部肌肉的变化。虽然人类的自然表情是整体存在的，但在训练的过程中还是建议把各部分表情分开训练，以达到准确熟练、运用自如的程度。标准化病人可以对应不同的情绪，面对面或者照着镜子做表情训练，反复重复，形成相应的情绪记忆，在表演的时候根据案例的提示，熟练地运用各种表情。

第六节　肢体语言在表演技巧中如何学习和掌握？

　　肢体语言是在人类社会发展过程中，为了让人们快速沟通而产生的共性认知行为语言。在表演训练过程中，对于这部分的训练需要更加系统。

　　在肢体语言训练前，标准化病人要先掌握两类肢体语言状态背后所蕴含的意义，再针对这样的意义用肢体语言反复模仿体会。这一方法又被称为"四维分析法"。人们的肢体语言透露出一种情绪状态——正向或负向；人们作为动物透露出一种生物状态——掌控或屈从。利用这样的分类和定位，标准化病人可以在表演的过程中逐步提高自己正确选择肢体语言的能力。图4-2~图4-7可以帮助读者理解什么是"四维分析法"。

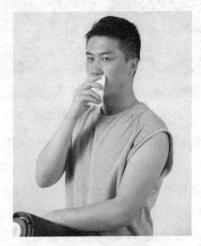

图4-2 负向屈从

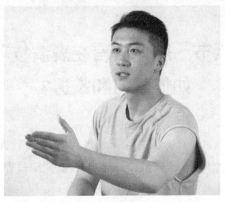

图4-3 正向掌控

在看图 4-2 和图 4-3 的时候，请读者迅速建立同理心，判断图中人物的情绪是正向的还是负向的，他的生物状态是掌控的还是屈从的。

图 4-2 中，人物的眼睛由下而上斜视，肩膀耷拉着，判定他是负向的；从他用手帕挡住自己的嘴，左手藏在桌子后面来判定这是屈从型。图 4-3 中，人物的眼神坚定地盯着前方，下巴微收、头部正直表示自信，判定他是正向的情绪；通过他手臂打开好像要拥抱大家，肩膀积极展示出力量，判定他是掌控型。

所以，标准化病人可以在训练的时候尽量多地去模仿，并体会在这样的肢体语言中会有怎样的心理状态和情绪状态。

掌控和屈从的概念很好理解。动物在自然界生存，经常呈现出这两种生物状态在不同组织里和不同成长阶段交替变化。

例如，在动物界里，兔子就属于屈从型，但是它在同类中也分掌控型和屈从型。图 4-4 这三只兔子，在上面的就是掌控型，在下面的就是屈从型。上面的两只中里面的一只在掌控程度上要更高一些，因为它更靠前面一点。但是整体上来说，它们在自然界中属于屈从型，因为它们的肢体永远缩在一

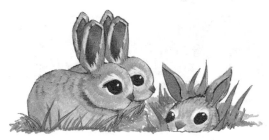

图 4-4　兔——屈从型

起,敏捷地关注着周围,尽量让其他物种发现不了自己。所以在扮演角色的时候要分析所扮演的人到底是怎样的状态,如果是屈从型的,就可以参照兔子。

眼镜蛇是掌控型的(图4-5)。眼镜蛇本身是身体长圆形的爬行动物,为了展示自己对周围的控制,它会将颈部的皮褶膨起,尽量竖起身体前段让自己显得更大、更高,从而展示自己掌控的状态。

成年黑猩猩也是如此,当它发育成熟,就会在肢体上展示

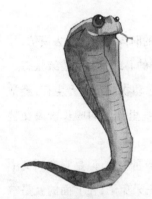

出足够的掌控信息——高高昂起的头,耸立的肩膀,凹陷的腰部和翘起的屁股,还有凶猛的眼神(图4-6A)。如果具有这样眼神和肢体特征的黑猩猩碰到了另外一只具有同样发育特征的黑猩猩,它们就会打起来。但是它们在年幼的时候都是屈从型的(图4-6B)。

图4-5 眼镜蛇——掌控型

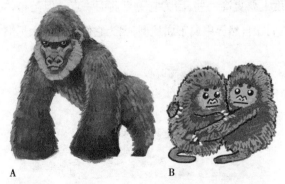

A   B

图4-6 黑猩猩——成年的掌控型和幼年的屈从型

　　不同类物种分为掌控型和屈从型，同类中也有掌控型和屈从型，同一个体也有掌控型和屈从型的不同阶段，同一时段同一个体的掌控型和屈从型也在不停转换。所以在肢体语言表演训练的过程中，最重要的就是进行大量的练习，熟练运用掌控型的肢体语言特征和屈从型的肢体语言特征。

　　人们在胜利的状态中会自然地展示出掌控型肢体语言。在同样的掌控形势下，总有人希望更多地掌控，所以就会看到有人的肢体压在其他人上面。而其他人不愿意被掌控，就会千方百计地反制对方不让他比自己更高（图4-7）。

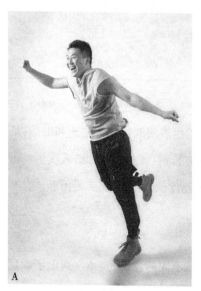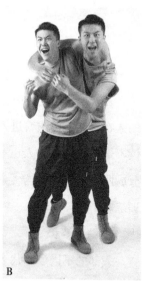

图 4-7　掌控肢体特征

　　另外，在进行定点肢体语言训练时，可以根据角色的心理状态和情绪状态来设计肢体语言动作。示例见表4-8。

表 4-8　根据角色心理状态和情绪状态设计肢体语言示例

角色	肢体语言
演一个相对局促不安、有所隐瞒又怕被察觉的人	手指蹭鼻子下方；双手在腹部前面交叉；两个大拇指来回相互绕圈
演一个安全感极差的人	抱住胳膊，坐立不安，对周围的事物十分警觉

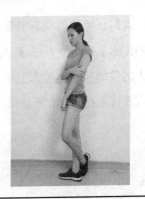

在长期教学过程中，人们发现，生活中能够读懂肢体语言的人在运用肢体语言进入角色表演时也非常快速和准确；而读不懂肢体语言的人也不擅长角色创作。因此，表演训练可分成两个部分，一是学会快速读懂肢体语言，二是不断体会和训练。

1. 头部姿势

头部的不同姿势代表着不同的意义，表 4-9 列出了常见头部姿势及其意义。

2. 肩部姿势

（1）肩部舒展说明心里非常有自信；呼吸平稳，加上手臂也呈现非常舒展的状态，表明角色有决心和责任感。

表 4-9　常见头部姿势及其意义

头部姿势	意义
在听对方说话的时候头自然地偏向一侧	说明对谈话内容有兴趣
头挺得笔直	这样其实是一种中立状态,说明正在思考
用手挡住嘴或稍稍触及嘴唇或鼻子	说明想隐藏内心的真实想法
用手指敲击桌子	说明无聊或不耐烦(用脚敲击地板同此理)
用手托腮,手指顶住太阳穴	可以表示在仔细斟酌对方说的话
轻轻抚摸下巴	说明在考虑作决定

（2）扮演一位心情沉重、感到压抑的角色,往往会选择耷拉肩膀。人们在压力大的情况下,肩膀的变化还是非常明显的。

（3）扮演正在火头上的人,非常愤怒想要爆发,一般会把肩膀收缩起来。

（4）扮演处在惊恐之中的角色,一般会把肩膀耸立起来。

3. 腿部姿势

在扮演角色的时候,腿部姿势可以非常好地凸显出角色性格和当时的状态。因为腿部离大脑最远,在情绪表达的过程中,大脑往往很难顾及到腿部和脚,所以如果能够抓住腿部的特征,就可以很好地表现人物状态。

跷二郎腿在腿部姿势中非常多见,而亚洲东部的人和欧洲人还有亚洲中部阿拉伯地区的人对于跷二郎腿的传统认知还是有区别的。以东亚为例,在倾听的过程中,跷二郎腿往往表示一个人不露声色地观望，比较淡定和冷静；而如果是放松时随便坐，也许没有什么潜台词，就为了坐着舒服一些。

如果要表演一个感到疲倦的人，对眼前的事情丝毫不感兴趣，一般表现出来的是两手交叉在胸前，收缩肩膀（图4-8）。

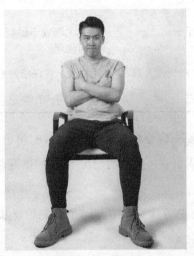

图4-8　表演一个感到疲倦、对眼前事情丝毫不感兴趣的人

如果要表演一个很执拗、性格刚强和好斗的人，不会让步，口齿伶俐，反应快，很难被说服，则跷起的腿往往会呈一个角度，还双手抱膝（图4-9）。

如果要表演一个不自信、紧张而不自然的人，一般采用交叉站立姿势。手在耳朵部位搔痒痒或轻揉耳朵，表明此人已不想再听对方说下去；如果手在脖子附近，则是怀疑；如果手放在脑后，则表示要辩论；双手交叉抱在胸前，说明有反对意见；一只手放在后面，表示有所隐瞒；如果双手在胸前环抱,表示有自己的想法,希望自我掌控(图 4-10A);如果手抱住另外一侧的手肘,则表示有自己的想法,但是负向屈从(图 4-10B)。

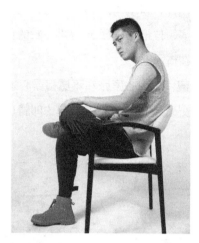

图 4-9　表演一个很执拗、性格刚强和好斗的人

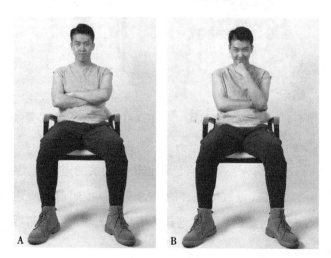

图 4-10　表演一个不自信、紧张而不自然的人

如果要扮演一个自信且胸有成竹的人，一般都是深深陷在座位上，而且非常放松，手部自然地根据自己说话的内容摆动（图4-11）。稍向后仰的身体姿势除了说明此人相当自信之外，还透露着对谈话对象稍有些瞧不起。

如果要扮演一位抱有敌意，或寻衅斗殴的自卫立场的人，往往会选择骑在椅子上。

如果要扮演一位内心紧张和不愿袒露心迹的角色，可以在谈话时双手交叉地抱在胸前，并跷起二郎腿（图4-12）。

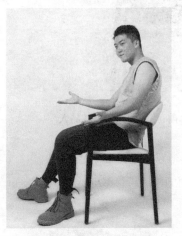 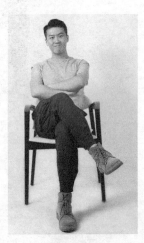

图4-11 表演一个自信且胸有成竹的人　　图4-12 表演一个内心紧张和不愿袒露心迹的人

标准化病人在训练自己肢体语言表演的过程中，主要采用的方法就是肢体语言的模仿。可以按照前文所述的姿势去模仿，然后再揣摩这样的姿势所表现的心理和行为状态。

第七节　我该怎样安排和
记住我的表演?

1. 放松及基本训练

（1）消除精神紧张与肌肉紧张:在开始表演之前,必须使肌肉处于适当状态(表4-10)。松弛的状态才能产生正常的思维,逐步获得正确的体验,鲜明地表达出角色的内心生活,使内在的情感自然地流露出来。也就是说,过度紧张无助于表演。

表4-10　消除精神紧张与肌肉紧张的方法

消除精神紧张	消除肌肉紧张
● 熟练:熟能生巧,把所有要做的内容反复排练。熟练能够让注意力集中起来 ● 放下:不要关注他人的评价 ● 停止:停止对失败场景的想象及结果的假设 ● 集中:让注意力集中在角色完成的任务上	● 呼吸:不要屏住呼吸或急促地浅呼吸,需要用闻一朵鲜花的感觉慢慢地深呼吸5分钟 ● 按摩:依次敲打自己的面部、肩膀、手臂、掌心、后背、臀部、大腿、小腿、脚掌,进行有效的放松按摩 ● 静默:在安静的空间里独处,或者闭目静坐

（2）无实物练习:初学表演的标准化病人容易紧张过火,缺乏信念,注意力不集中,想象力不丰富。为了纠正这些问题,首先要进行无实物练习和简单动作练习。

为什么要做无实物练习呢?因为做实物练习时,许多行动都是本能，根据生活的机械性自然而然地一晃而过。而无实物练习则是另一种情况，需要把注意力集中在大的行动中的每一个最小的组成部分上。没有实物就会使人更加细致、更加深入地注意形体行动的性质（表4-11）。

表4-11　无实物练习的方法

动作无实物	知觉无实物	想象无实物
包饺子、洗（晾）衣服、擦玻璃、钓鱼、擦（修）皮鞋、缝（熨）衣服、修自行车（打气）等	● 视觉:打蚊子 ● 听觉:隔门偷听 ● 嗅觉:煤气泄漏 ● 味觉:重辣火锅 ● 触觉:孩子的脸蛋、父亲的大手	● 颜色:赤、橙、黄、绿、青、蓝、紫 ● 形状:立体、平面、旋转、变化 ● 文字:字体、大小、中文或外文 ● 画面:无色图案、有色图案、动画

（3）为了某种目的的简单动作练习:表演不仅仅是重复完成一个动作，为动作本身而动作不可能称为表演，也不符合生活的真实性。有任务和有目的的动作才是表演中需要的艺术加工后的动作，才合乎生活的真实性。为之前的无实物练习寻找一个理由，让动作更有内涵，是这一阶段的训练主题。

例如，坐着的任务和目的可能有:①休息一会;②听隔壁房里在做什么;③坐在候诊室等医生看病;④守护病人或睡着的婴儿;⑤看书、读报或剪纸;⑥思考问题;⑦观察周围的情况。

"七情六欲"中的"六欲"其实就是动作任务的源头，每一个动作背后都有终极目的。在德鲁·埃里克·惠特曼所著的《吸金广告》一书中所总结的人类八大生命原动力和后天习得的九种次要需求信息中，总能找到所对应的目的和任务（表4-12）。

表4-12　人类八大生命原动力和后天习得的九种次要需求

八大生命原动力	后天习得的九种次要需求
①生存、享受生活、延长寿命	①获取信息的需求
②享受食物	②满足好奇心的需求
③免于恐惧、痛苦和危险	③保持身体和周围环境清洁的需求
④寻求性伴侣	④追求效率的需求
⑤追求舒适的生活条件	⑤对便捷的需求
⑥与人攀比	⑥对可靠性（质量）的需求
⑦照顾和保护家人	⑦表达美与风格的需求
⑧获得社会认同	⑧追求利润的需求
	⑨对物美价廉商品的需求

2. 简单情境要素练习

简单情境要素练习即关注何时、何地、何人、何事、何故、何过、何果（表4-13）。

表4-13　简单情境要素练习示例

简单情境要素	示例
何时：什么时候？	假使事情发生的昼夜（白天、晚上）、季节（春天、夏天、秋天、冬天）
何地：什么地方？	走廊里、病房里或者门诊诊室
何人：哪些角色？	医生、护士、家属、病人
何事：发生什么事件？	病人病危，组织抢救
何故：出于什么原因和为了什么目的？	药物过量导致不良反应
何过：怎样的经过？	抢救及时，度过危险
何果：结果怎么样了？	病人家属勃然大怒，工作人员安抚，医生、护士回避，事件平息

简单的动作有了理由之后，表演开始更具体化，也更需要丰富的想象力。一般需要构建的最基本的三个要素是什

么时候、什么地方和什么目的。这一阶段的训练便是在基于上述"假使"合乎逻辑地引申出来的规定情境里做规定的动作。

3. 简单行为练习

到了这一阶段可以开始一个特定的小主题，如抱孩子看病、与病友聊天、得知自己的病情等。表演时需要注意以下几点：①动作要组织得真实、准确、细腻，并有生活的依据；②要逐步发展、丰富规定情境及事件、冲突；③要展开艺术想象，有一定生活情趣及可看性。

4. 情绪情境练习

根据之前提到情绪状态，常见的基本情绪包括焦虑、愤怒、惊讶、悲伤、恐惧、喜悦与厌恶，再加上没有明显情绪的平静，一共八种情绪。培训师随机挑选一种情绪，标准化病人随即表现出相应的行为、语气及表情。培训师不停更换情绪，标准化病人也及时调整情绪的演绎。表演可以设定场景，如病人想要询问医生"医生，我到底得了什么病？"多次重复训练后，标准化病人便可固化自己特定情绪下的表情、行为及语言、语气，从而达到表演时收发自如的程度。

以上四种方法属于表演的基础入门训练，对于还原案例、展现病人的实际情况有很好的效果。不建议标准化病人像演员那样接受完整的表演训练，因为很多时候，自然的表现反而更像实际情况。

第八节　怎样进一步提高我的表演能力？

表演一般分成三个阶段。虽然标准化病人的表演在时间和内容要求上有其特殊性，但是可以借鉴一般的方法提高表演能力。

1. 台词理解和背诵阶段

在理解基础之上的背诵是非常重要的，千万不能死记硬背，否则，语言的表达就会死板、不自然，带入感不强，而且无法应变。最好的方法是把台词变成画面记下来，并把人物的上场目的弄清楚，分析明白规定情景和人物关系之后再进行背诵。最后分清案例的关键点，对这些关键点进行重点记忆。搞清楚这些步骤就可以预演了。

2. 预演和标准化阶段

预演和标准化阶段是标准化病人熟悉案例最重要的环节。多次熟练的预演才能最终达到下意识流露的效果，才能转化为自己真实的体验而展现出来。这样的表演有一些模式可以借鉴：

（1）录像法：把自己的表演录下来，通过与培训师及其他标准化病人回看来了解自己的问题。同时，反复观看也能够达到加深印象的目的。

（2）团队法：与培训师或者标准化学生进行表演，根据表演情况来进行分析讨论。

（3）替换法：在标准化训练的最后阶段，在团队法的基础上，把一个案例分成若干小部分，不同的标准化病人饰演不同部分，串联起来就是一个完整案例。

替换法训练期间，标准化病人必须在前一位同伴的基础上进行表演。因此，对于不同标准化病人之间的一致性训练效果极好。

3. 进阶培训

表演工作其实是非常有意思的"成人过家家"。儿童时期因为没有什么约束，孩子们在过家家的时候，注意力、想象力、信念感都非常高，每一个小的细节都在他们的设计之中。他们完全生活在一个"真实"的想象世界中，并且能够持续很久，这是"爬虫脑"和"哺乳脑"的工作。成年人因为受过较多现代教育，比较习惯运用理性的文字、推理、数据来编排自己的行动，生活在现实世界中，这是"皮质脑"的工作。

为什么人们在表演的过程中总会觉得紧张、不好意思呢？这是因为表演者在用"皮质脑"完成"爬虫脑"和"哺乳脑"的工作，所以发现自己再怎么记住台词、再怎么安排表演中的动作都会显得力不从心，遇到一些突发情况就会出错。

本节为标准化病人提供四个锻炼"爬虫脑"和"哺乳脑"功能的方法。

（1）增加想象力：经常进行"白日梦"的工作，在脑海中想象一个角色，完成脑海里的剧情设计工作，越细致越好。"白日梦"必须是"彩色"的，有视觉、听觉、嗅觉、触觉、味觉的全面体验。

（2）增加生活的资料库：经常把我们见到的有特点的人

和事在脑海中记住并且时时回忆。生活是表演的源泉，在生活中积累越多的资料，表演的依据就越充分。

（3）愿意与人分享自己的内在冲动：经常给周围的人讲自己的经历、看到的事情和有意思的内容，锻炼自己成为一个非常愿意表达与分享的人。

（4）锻炼自己的模仿能力：可以经常模仿生活中形形色色的人，观察他们有怎样的特点、如何说话、如何走路、如何待人接物等。

如果在日常生活中能做到这些，那么表演能力一定会越来越好。

第九节　整合训练是怎样一回事？

基于案例的整合训练是标准化病人培训的第三阶段。本阶段的目的是为了帮助标准化病人提高整合表演、使用评分表与反馈等各项技能。通过这个阶段的培训，标准化病人能够获取病人真实的、标准化的情感，能够准确呈现基于案例内容的表演，能够精确地使用评分表，并且学会如何从病人的角度给予医学生有效的、个体化的反馈，为下一阶段培训做好准备。

1. 整合表演培训的环境要求

本阶段培训需要一个大房间，足够容纳标准化病人和培训师。为了达到最佳的观察效果，参与培训的所有人员应围绕一张圆桌单排就座。医学生在进行体格检查时，标准化病人应起身，以便清楚地看到医学生在做些什么。

2. 整合训练的过程

本阶段培训将对标准化病人进行两轮模拟情景训练,训练均应集中在三个方面:表演、评分表使用和书写反馈。每一轮情景训练结束后,培训师如认为必要,可调整标准化病人的表演。旁观的其他标准化病人应对表演进行评价,并且进行评分表的比较和讨论,然后提出反馈意见。

（1）第一轮情景训练:本轮训练的首要目标是确保每位标准化病人表演的真实性和准确性,并对情景练习和评分表记录计时。在合理的时间范围内,标准化病人应尽可能完成所有的活动,包括提供口头反馈或书面反馈,以及填写评分表。标准化病人应均等地关注所有任务。

表演方面:标准化病人在本阶段首次聚在一起并练习所有的案例活动,每位标准化病人应特别重视对案例中情绪的表达。

完成评分表:进行表演的标准化病人练习在纸或电脑上填写评分表。所有旁观的标准化病人同时进行如下练习:①在情景练习过程中填写打印好的评分表,根据观察在相应的项目上做记录;②在每一次情景练习之后,从病人的角度书写反馈意见。

书写反馈:反馈只能在情景结束后书写,因为这是病人从整体角度的回顾性总结。本次是标准化病人首次练习为学生写书面反馈,因此,尽管对互动有时间限制（目的是让标准化病人对考试时间框架有大致的了解）,仍建议给标准化病人充分的时间来认真斟酌反馈意见,不用担心时间不够。

（2）第二轮情景训练:这一轮的重点是表演的各方面、

评分表的准确性和书面反馈的质量。评分表的准确性应是第一位的。标准化病人在既往的多个情景练习中都要填写评分表,会试图记住评分表的项目内容,此时标准化病人所面临的挑战是不要混淆目前的情景与先前的情景。

在本轮情景训练中,会启用表演能力相对较弱的标准化病人。这需要确保培训师有足够的时间进行指导,使每一位标准化病人都能按剧本表演病案,然后填写评分表,并在考试的时间框架内,在情景训练结束后书写反馈意见。

第十节　模拟实践培训是怎样一回事？

正式演出之前,彩排是不可缺少的。对标准化病人来说,这个过程是培训的第四阶段——模拟实践阶段。彩排意味着一段连续的练习期,每一位标准化病人都要按照案例要求来着装打扮,并在正式考核时所使用的房间里表演,接受问诊及体检。所有的设备、考试用具、病员服和床单都必须准确地存放在标准化病人能够找到的地方。

这个阶段一般可选用临床上常见的病种、病史内容相对简单的案例。因为对于不熟悉案例的医学生/考生来说,这种情况下更倾向于按临床诊疗常规来问诊、体检,具有可靠性和一致性;对于标准化病人来说,更容易将注意力集中于表演环节;对于培训师来说,更易于发现问题并及时纠正;对于旁观的其他标准化病人来说,更具有学习和自身纠错的作用。

一名不熟悉案例的医学生 / 考生会依次对每一位标准化病人进行问诊,以检验标准化病人表演、表现的可靠性。培训师和其他不表演的标准化病人则在监控室里进行观察。结束后,培训师和标准化病人集中回顾模拟实践培训过程的细节。

彩排的时间安排和实际考核是一样的,包括医学生 / 考生要做的问诊以及标准化病人填写评分表的时间。该阶段强调标准化病人的时间控制,可以帮助他们体会到在实际考核中一场又一场表演以及一份又一份评分表填写是怎样的感受。同时该阶段也可反映出在指定时限内被医学生 / 考生问到的考核内容是否实际,如果标准化病人发现有经验的临床医生在完成预期内容时有麻烦,则学生们也一定会有困难,此时应及时上报临床实践考核咨询委员(或督导),然后根据发现的问题对考核要求或内容进行调整。

第十一节　中医标准化病人有何不同之处?

中医标准化病人的培养在总体原则、思路、方法等方面借鉴了西医标准化病人培养的经验,同时结合中医临床教学的特点,在培训内容、培训方法等方面做了相应的调整。各地区中医院校不断总结经验,在此基础上,标准化病人的应用领域不断被开发与拓展。目前在高等中医药教育教学中,标准化病人的应用已不局限于以学生临床技能评估为主的终结性评价,而是根据教学需求,适用于院校教育、毕业后教育等不同阶段的多形式、多维度的教学和评价体系。

1. 成立中医标准化病人教学团队

组建一支由标准化病人培训师、临床专家、教学管理人员等多方人员构成的教学团队。由教学团队负责制订并落实标准化病人站点建设实施方案、标准化病人选拔与管理条例、案例编写大纲、实施细则、教学培训等,积极开展标准化病人教学与评价研究。

中医学是一门注重临床思辨的学科,其临床辨证思维融合了人文、自然、哲学及经验,这是中医学的核心。中医临床思维的培养不是一蹴而就的,需要反复、长期的训练方能逐渐养成。因而,将标准化病人运用于教学时应充分认识到中医学的这个特点,案例设计、标准化病人培训时应突出中医辨证思维。

2. 中医标准化病人的选拔与培训

(1)中医标准化病人的选拔:标准化病人选拔的基本条件参照西医院校,结合中医教学目标,可重点突出以下条件:

1)热爱中医药教育,具备作为标准化病人的基本职业道德素养,乐于为中医临床教育做出奉献。

2)具备良好的表达能力、沟通能力、接受能力,逻辑思维清晰,对中医临床常见症状术语有一定的认识,能严格按照培训要求来表演案例角色。

3)能在面谈结束后,准确回忆学生的表现并客观地甄别、评估和反馈。

（2）中医标准化病人的培训

1）中医标准化病人作为"病史和体格检查提供者"的培训：中医标准化病人作为"病史和体格检查提供者"，主要用于系统性病史采集和体格检查评价，可以简略称之为系统性标准化病人。系统性标准化病人的基本培训，如相关现代医学知识与技能、评价实施与反馈、案例剧情演练、教学试用与督导等内容，均可遵循西医院校的培训原则与方法。

现行的中医临床教学是中、西医两套教学体系并行的模式，但在中医临床应用中则表现为中西医理论与技能相结合的形式。因此，中医标准化病人实际上需要同时进行中、西医两套医学模式的培训，无疑增加了培训的内容与难度。

标准化病人在经过西医的四个阶段培训合格之后，还需要进行三个阶段的中医训练，每个阶段约1小时。以下主要介绍中医内容的培训。

A. 中医基础课程培训：培训内容与培训要求见表4-14。

表4-14   中医基础课程培训内容与要求

培训内容	培训要求
培训目标	了解中医四诊、症候特点； 能对具有诊断或鉴别诊断意义的证候特点进行描述
参考教材	《中医诊断学》
培训重点	中医学的基本特点； 通过望、闻、问、切四诊收集病情信息的基本方法； 中医症候特点
培训关键点	达到"知其然而不知其所以然"即可，不必对其中的医理进行深究

B. 中医技能培训：培训内容与培训要求见表4-15。

培训内容	培训要求
培训目标	能正确评价学生舌诊、脉诊的操作
参考教材	《中医诊断学》
培训重点	舌诊、脉诊的规范操作
培训关键点	学习正确展示舌象，了解望舌质、舌苔、舌下脉络的主要目的； 了解脉诊的规范操作，能判断学生脉诊定位的准确性、力度，以及探、寻、按等指法

C. 个案培训：培训内容与培训要求见表4-16。

表4-16   个案培训的内容与要求

培训内容	培训要求
培训目标	评估标准化病人的体质特征，选择扮演适合的病种和证型； 掌握相关二级学科2~3个病种的证候群表现
参考教材	《中医内科学》《中医外科学》《中医妇科学》《中医儿科学》《针灸治疗学》等
培训重点	以常见疾病病种为单位，进行中、西医的病史、症状、诊查培训；了解中西医病名大致对应的范畴
培训关键点	疾病的主证特点，具有鉴别意义的兼证特点，中、西医证候的口语表达

2）中医标准化病人作为"专项技能模拟者"的培训：作为"专项技能模拟者"的标准化病人，主要用于单项技能考核或教学，促进学生在模拟的临床场景中通过实践和演练掌握应具备的技能。该类标准化病人可以由系统性标准化病人直接承担，也可以根据标准化病人的特长、职业、工作时间等因

素进行定向培养,亦可由医学院校的助教、研究生、高年级医学本科生来担任,以便捷、稳定、志愿为主要招募原则。学生担任标准化病人以教学功能为主,故不必强调非医学背景,仅对部分临床场景或临床过程的某一阶段进行教学为主的演示,是开放式的,由课程教师进行点评,可以反馈现场模拟感受,但不参与考核评价环节。

以问诊思路培养为主的"专项技能教学"培训为例:

望、闻、问、切四诊之中,望、闻、切诊是标准化病人模拟教学的局限性所在,但问诊环节是最易模拟的环节,同时问诊也是培养学生采集信息、甄别信息、逻辑推理、综合分析、决断决策的最佳途径,因此在中医标准化病人教学中应充分重视问诊的程序性和规范化设计,加强标准化病人问诊对答的培训（表 4-17）。

表 4-17 问诊对答培训的内容与要求

培训内容	培训要求
培训目标	对中医病证的主症临床表现描述达意,能准确回答学生关于中医证候的问诊
参考教材	自编讲义
培训科目	以问诊为主,无需查体的中医妇科、中医儿科常见病种; 以考查问诊思路为主的内科疾病,一般为中医心病、肺病、肝病、脾胃病、肾病的常见病种; 每名标准化病人或学生标准化病人掌握 2 个病种
培训重点	问诊的程序性设计; 中医十问
培训关键点	问诊对答的条理性、逻辑性; 医患沟通能力

3）中医标准化病人作为"评价者"的培训:标准化病人在考核中必须关注学生在考试过程中的言行举止,作出正确

的评估并精确地完成评估评分表。在培训过程中,培训师应详细地逐一解释整体评价表中的各个项目,让标准化病人理解评估内容,并能准确地以此为依据进行评价,评价尺度保持一致,稳定性良好。

重点环节:①如何正确使用评分表;②如何对学生的表现进行反馈。应采用正面肯定、建设性地批评和再肯定的策略。

4)中医标准化病人作为"指导者"的培训:这个任务的完成,不仅要求标准化病人能出色地承担起"病史和体格检查提供者"以及"评价者"两项职能,还应判断学生的问诊内容是否必要、有无漏问、体格检查方法是否正确,以及学生在整个过程中的用语是否得当、查体是否顾及病人的感受等,并能反馈给学生。

3. 中医标准化病人的录用与管理

(1)中医标准化病人的录用:组织临床专家、培训教师现场观摩标准化病人对临床实习学生的教学评价,针对标准化病人的教学活动进行评估。评估内容包括态度是否认真、表演是否逼真、对中医证候和诊查的理解是否准确、评分是否客观与准确、对学生的反馈是否完整和恰当、是否具有一定的应变能力等,由此决定是否录用。

(2)中医标准化病人的管理

1)建立标准化病人信息库:为已录用的标准化病人建立相关资料档案,包括标准化病人的姓名、年龄、职业、联系方式、扮演的病种及证型等,并妥善保存标准化病人的档案。同时对标准化病人的个人隐私严格保密,在教学活动中不使用标准化病人的真实姓名,用编码代替。准确掌握标准化病人教学与评价课时工作量,定期收集教师和学生对标准化病人的意见,及时改正存在的问题。

2)尊重与关心标准化病人:要求教师和学生对标准化病人充分尊重,肯定其在教学评价活动中的价值;在考试过程中,要求教师和学生对标准化病人使用敬语(如"请""谢谢"等);学生要注重人文关怀,体检操作时注意使用防护措施,并注意卫生。

3)为标准化病人创造交流、服务平台:定期组织标准化病人开展各项交流活动,为标准化病人提供中医药健康咨询服务,为标准化病人订阅中医药文化报纸和期刊,利用各种途径培养标准化病人对中医药的理解和认同。

第十二节　我如何对考生的表现做出反馈?

来自病人的反馈对于医学生的成长具有不可替代的重要作用。标准化病人是宝贵的教学资源,其最宝贵之处即在于可以作为"病人"来感受,提供"主观"的体验。标准化病人可以在观察的基础上,把切身感受反馈给学生,让年轻的医生能够有所进步,这是非常有价值的。

1. 什么是反馈?

标准化病人的反馈就是对医学生在医患互动过程中的体会的反应。标准化病人的反馈是基于自己的体验,而不是医疗方面专业的内容。

2. 何时给予反馈？

反馈包括即时的口头反馈和考核后的书面反馈两种形式。

3. 给予反馈的技巧

（1）根据学生表现出来的具体行为做出反馈,反馈要有具体细节。例如,"当你面带微笑自我介绍的时候,我感觉很温暖、很舒服"要比简单地说"你做得很好"更有说服力。

（2）从病人角度给予反馈。例如,"刚才你一直看题卡,而不是看我,我觉得你没有重视我的情况……",而不是"我觉得你不尊重我"。

（3）不对医学知识做评论。例如,纠正学生的诊断或者治疗方案等。尽管标准化病人可能知道答案,但这应当是临床考官的任务。

（4）使用"三明治"反馈原则。在反馈开始时,给予学生肯定的评价,肯定他们做得好的方面,在结束时提出具体的改进建议,这之间可以指出其不足之处。

举例:把你看到或听到的具体行为／语言和自己的感受结合起来。

例如:"当你说到_____或做_____,我感觉_____,我感受到_____,我注意到_____,我体会到_____,我非常_____。"

4. 反馈的注意事项

（1）注意反馈的中立性,没有必要去做学生之间的对比。

（2）个人的语言或语音问题:如果标准化病人对学生的

口音或者语言难以理解，需要直接告诉学生。

（3）着装：如果学生的着装让标准化病人分心或者不符合职业要求，可以直接告知。

第十三节　培训师或者同伴对我的表演提出批评，我该如何处理？

同年轻医生的进步一样，标准化病人也需要一个逐渐成熟的过程，其成长也离不开培训师的培训、考场上不断的训练和同伴的指导。

对于标准化病人而言，将一个共同案例个体化的过程，是标准化病人将自己对案例的理解，融合培训师和其他标准化病人伙伴对案例的理解而呈现的过程，是一种独特的协作过程。所以，不同的意见是一定会存在的，这样就比较容易理解和接受"批评"。首先，需要自我反思问题是否存在，自己有没有理由或是否确实没有意识到。其次，想想自己志愿来做标准化病人的初衷是什么。最后，想想这些其实并不是批评，而是建议，能够让自己成为一名合格的标准化病人。当然，和培训师以及同伴的沟通交流不失为一种好的方式。此外，也建议多参加团队建设活动，多和有经验的标准化病人就角色扮演进行交流。这些都有助于更好地理解来自各方的意见，通过这个平台，认识更多的朋友，让自己进步。

第十四节　标准化病人资质考核是怎样一回事？

经过上述四个阶段培训，培训师们如何确定受训者已具备了担任标准化病人的能力？对案例角色的演绎是否符合教学考核的要求？表演是否像真正的病人？评分是否客观准确？在连续多次表演的情况下能否稳定一致地呈现案例角色？在考试后对医学生进行的反馈是否到位？

要回答上述问题，标准化病人就需要接受考核。关于这些考核，标准化病人需要了解并注意的事情以及在通过考核获得标准化病人资质后是否还需要接受定期考核，本节将逐一加以介绍。

1. 一名合格的标准化病人应该具备哪些能力？

一名合格的标准化病人应该具备以下三方面能力：完整准确地呈现案例角色的能力、准确回忆学生考试过程并能记录和评价的能力，以及从病人角色出发向应试学生进行正确反馈的能力。

标准化病人必须能够从多方面表演一个案例。首先，通过反复学习，标准化病人能够清晰完整地记忆所扮演案例的关键信息，并能够以互动问答的形式在与医学生接触时为他们提供准确的描述。其次，除了口头交流的能力，标准化病人还要能够准确地把握哪些信息可以告知学生，并确保在学生没有问及的时候自己不会泄露重要信息。演绎案例角色时，标准化病人还应该将病人的受教育程度、精神状态和情感状态尽可能真实地表现出来。参与体检考试的标准化病人还需要有能力再现一些异常的体检发现，比如扮演内科或外科案例的标准化病人在医学生 / 考生体检的时候要能够恰当地模拟出疼痛水平。

标准化病人在表演一个案例的同时，不仅要与医学生 / 考生进行互动，还要能够精准地观察、记忆医学生 / 考生的一举一动，并在考试间隙内予以正确记录。标准化病人应是优秀的演员，但是在表演的时候还要注意不要太忘我，以至于无法在表演的同时观察评估医学生的临床技能和细节。以上两种能力并存才能够成为一名合格的标准化病人。

除具有在问诊中演绎案例并观察医学生的能力外，标准化病人还需要具备在临床问诊结束后准确回忆问诊细节的能力，这个能力确保标准化病人能准确无误地完成对学生的评估。

最后，标准化病人还必须能够从所扮演的病人的角度出发，利用在临床问诊中所观察到的信息，对学生就医患互动方面的总体感觉提供有效、有益的口头或书面反馈。

2. 要成为一名标准化病人需符合哪些标准？

标准化病人的合格标准包括：遵守工作纪律和保密原则；能够稳定表演案例所要求的病人角色；能够准确全面地观察医学生的言语行为；在结束后能够完整回忆整个问诊和体格检查过程并完成评分表填写；能正确地掌握反馈的基本原则，依据事实对医学生进行有效的反馈。

一名好的标准化病人须具有良好的记忆力。一次考试中需要对不同的医学生 / 考生反复多次演绎案例，所呈现案例的每一个细节都需要保持前后一致，比如腹痛是左边痛还是右边痛。如果对不同的医学生／考生描述的疼痛部位不同，就可能导致医学生／考生对案例的理解和判断产生偏差。好的标准化病人还应具有精准表现病症的能力，特别是体检站点的标准化病人案例，比如表现腹部压痛和反跳痛的时候需要通过语言或者表情、动作等精准地表现出上述病症。标准化病人演绎案例时还应能做到前后一致。例如，在描述病史时提到有腰痛，但在医学生／考生做腰部体检时却说不痛；或者说到就诊原因是月经延期2周没有来，但在医学生／考生具体询问月经日期时给出的回答却不符合这个间隔时间。这些都是不允许发生的错误。

一名好的标准化病人应该对这项工作有认同感，具有敬业和专业的精神，特别是参与内科或外科长站考试（包括问诊及体格检查的考试）的标准化病人。体检时可能需要暴露胸部和腹部，如果对于这一点有顾虑，需在应聘和分组时向培训师等相关人员提出，而不应该勉强。

标准化病人还应善于与医学生／考生互动和沟通。标准化病人在其工作过程中会接触到很多医学生／考生，每个医学生／考生的性格和问话风格都不相同，有人问病史时像警察问话，有人却会紧张得支支吾吾，好的标准化病人应善于和各种类型的医学生／考生互动，以保证在考试时间段内将工作顺利地进行下去。除此之外，具有良好的应变能力对标准化病人来说非常重要，考试时每个医学生／考生问诊的顺序可能都不同，并且很有可能问到剧本中没有的问题，标准化病人应能随机应变。对于剧本上没有的问题，一般回答"不记得了""我不清楚"，但也不能太夸张，比如医学生／考生问及父母是否健在却回答不知道。标准化病人还需要很好地掌握有问才有答的信息透露原则，即对案例中的信息，学生不问不说，问了才说，问多少说多少。

标准化病人还需要遵循的一个重要原则是保密原则，即关于案例、考点、评分项目表等与考评相关的内容，严禁向参加考试的考生及其周围人员透露。如果标准化病人工作变更为从事与考试相关的岗位或家中的亲属作为学生参与考试，则应退出标准化病人队伍或暂时回避本次考试。

3. 一般通过什么样的考核来判断是否符合标准化病人的标准？

在成为一名合格的标准化病人之前，受训者可能需要接受多次考核，这些考核大致可分为日常考核和准入考核两种类型。

日常考核贯穿于平时的培训过程，考核内容包括：对基本医学知识和基本表演知识的学习态度和掌握程度，以及出勤情况、时间观念、合作意识、情绪稳定性、个人特点等。日常考核主要是为了发现在培训过程中尚存在的不足和需要改进的地方，同时也是在考虑受训者未来适合扮演的角色。

准入考核是在四个阶段培训后，评估受训者是否已达到培训目标，是否符合标准化病人的要求，接下来能否参与教学和考试。

准入考核的具体过程如下：标准化病人带妆上演相应的案例，使用必要的道具；由一名临床经验不太丰富的低年资医生或是高年级医学生对标准化病人进行病史询问；一名具有一定医疗和教学经验的高年资医生担任考官的角色，对考生的表现进行评分。培训师和其他不表演的标准化病人受训者则会在监控室或考场内旁观（图4-13）。考核结束后，标准化病人将使用同样的评分表对考生进行评分，和考官的评分表进行比较。

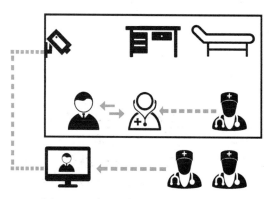

图4-13　准入考核时教室内外的布局

　　准入考核的地点一般会安排在学生考试的地点进行，以尽可能模拟真实的考试环境。如果一名标准化病人在考试中要扮演的角色不止一个，在准入考核时应将所有案例依次进行表演。

　　准入考核是标准化病人正式上岗前的最后阶段，也是对四个阶段培训效果的检验和完善。对标准化病人的准入考核是真实考核过程的一次模拟。案例中的标准化病人、全体工作人员以及模拟应试者的临床医生们都将一起参与，同时检验后勤保障工作。准入考核是找出问题、调整标准化病人表现和后勤组织的机会，避免了在医学生临床技能实际考核过程中出现意外。对标准化病人来说，准入考核是为了评价标准化病人受训者、参演新案例的老标准化病人、较长时间未参加学生考试的老标准化病人是否具有或仍具有相应资质。

标准化病人准入考试合格的标准：

● 关键信息记忆的准确程度：达到 100%。

● 对考生言行记忆的准确程度和观察的敏锐程度：高于 85%。

● 表演的真实程度：85 分或以上。

关于标准化病人表演的真实程度，可参见表 4–18。

表 4–18 标准化病人表演评价量表

维度	条目
模拟能力	外形符合案例中病人的特点
	能用恰当的语音、语调熟练地应答病史、信息
	肢体动作符合案例中病人的特点
	模拟始终如一，前后协调一致
	在模拟典型症状时，能准确地表现病人的表情
	在模拟典型症状时，能准确地表达病人的语言
	在模拟典型症状时，能准确地做出病人应有的躯体反应
	通过语言准确表现病人的心理状况
	通过非语言的方式准确表现病人的心理状况
	对医护人员的态度符合病人的心理状况
模拟态度	没有表现出倦怠的情绪
	没有表现出倦怠的行为
	没有谈论与考核无关的事情
	没有表现出与考核无关的行为
	没有因学生表现不佳而指责医学生 / 考生

续表

维度	条目
遵守问答规则	没有使用医学术语
	没有使用干扰医学生/考生思路的语言
	没有表现出干扰医学生/考生思路的行为
	没有使用诱导性的语言来提示医学生/考生
	没有使用诱导性的行为来提示医学生/考生

标准化病人参加准入考核前做好相应的准备工作，如早些到场以更换服装、做必要的化妆，以及检查分配到的诊室并确保其正确设置。标准化病人一般需提前 0.5~1 小时到达考场进行上述准备工作。

通过准入考核说明受训者已达到培训要求，可以获得标准化病人的资质，相关机构一般会为其颁发证书。不过证书并不是永久有效的，一般来说有效期为 2~3 年。相关机构会定期评估标准化病人能否持续拥有这个资质。对于长期不参加教学或考试的标准化病人，或者承担了新案例的标准化病人，都需要再次接受考核来进行资质审核，以保证标准化病人能持续有效地参与学生考试工作。相关机构还将定期、全面地对标准化病人进行评价，如年龄和身体状况是否适合继续担任标准化病人；工作性质和工作岗位是否发生变化以至于不适合继续从事标准化病人工作；参与标准化病人工作期间是否遵守考试纪律；是否仍具有积极、敬业的工作态度；等等。

如未能通过准入考核，培训师会向受训者反馈表现欠缺之处,并制订下一步培训的计划,以后还可以再次参加考核。一般来说,能通过四个阶段培训的标准化病人受训者,除特殊情况外基本都能够通过考核。考核中如有细微的不足之处,培训师也会进行反馈,并帮助标准化病人进行完善,以更好地应对将来的教学考核工作。

第五章

标准化病人培训结束后
我该做些什么？

1. 谁会联系我？

经过一系列的培训并通过考核后即可成为一名合格的标准化病人，获得参与医学教学和考核的能力与资质。通常，标准化病人被招募和培训都是有针对性的，因此医学院校或医疗机构会在较短的时间内通知标准化病人参与教学或是考核。与标准化病人联系的人员，可能是医学院校、医疗机构的标准化病人项目管理人员，或是各个学科的培训师。尽管不同机构的联系人员不尽相同，但一般来说，同一机构的联系人员是相对固定的。他们会告知标准化病人下一次教学活动的具体时间、地点、内容和要求。当然，如果标准化病人对教学或考试工作有任何建议和意见，或是个人信息有任何变动，都应该及时反馈给联系人。

2. 标准化病人有没有组织？

随着标准化病人在医学教育领域的普遍应用和广泛认可，标准化病人的队伍也在不断壮大。在某些国家，标准化病人已经成为一种新兴的职业。因此，在许多国家和地区，先后成立了标准化病人的组织，以促进标准化病人的专业发展与交流。例如，2001年，标准化病人培训师协会（Association of Standardized Patient Educators，ASPE）在美国成立。2010年7月，我国台湾地区成立了台湾标准化病人协会。2016年1月，我国成立了标准化病人实践教学指导委员会。这些组织就是标准化病人的大家庭。

3. 标准化病人算是职业吗？

在美国、加拿大等国家和地区，由于标准化病人在包括国家医师执照考试等教学活动中应用广泛、专业程度高、人群相对固定，因此已成为一个新兴的职业。职业化的道路有助于确保标准化病人的质量，同时实现资源共享。但是在我国，标准化病人在教学和考核中的应用还处于起步阶段，目前大部分标准化病人仍被界定为志愿者性质。但相信随着我国医学教育改革，尤其是国家级考试改革的快速推进，标准化病人的队伍将迅速壮大，质量也将稳步提高。在不远的将来，标准化病人也可能逐渐走上职业化的道路。

4. 除了考试我还能够参与哪些教学项目？

标准化病人在医学教育中的应用领域并不仅仅局限于医学考试。除了在各种类型的考试中扮演病人外，标准化病人还可以进入到医学院校的课堂参与日常教学，例如在诊断学课程中配合医学生的问诊学习，具体内容可参考第七章。

第六章

我们如何进行考试前的
短期培训和考核？

　　成为一名合格的标准化病人之后，将会定期或不定期地参加医学院校、医疗机构等组织的医学考试和其他教学活动。不过，由于标准化病人目前在国内尚不是一个固定职业，每年参与医学考试的次数一般来说可能仅为 1~2 次，多者也不过3~5 次。间隔时间长必然会影响标准化病人对案例内容的记忆准确程度。因此，如果是刚刚加入标准化病人队伍，参与医学考试的经验还不足，或是承担新的表演角色和案例，或是距离上次培训／考试的时间间隔较长，标准化病人在参与考试前会被要求进行短期培训和考核，以确保表演符合考试的要求。一般来说，距离上次考试间隔时间超过 1 个月的标准化病人均应进行考试前的短期培训和考核。

　　另一种需要接受短期培训和考核的情况是，分配给标准化病人一个新的案例角色，但能给予的准备时间较短，如仅有一周时间。虽然一名合格且有一定表演经验的标准化病人具备了胜任能力，但在这种情况下，培训师仍会对标准化病人进行短期培训和考核，以确保表演质量。

　　那么，医学考试究竟是怎么一回事呢？

医学生在成长为一名合格的医生过程中,要经过严格的培训和多次考试,以检验其是否已达到不同培养阶段、不同课程学习的目标。医学考试有多种形式,可以是纸笔考试,用于考核其对医学理论和医学知识等的掌握程度和应用能力;也可以用标准化病人或真实病人进行考试,考核其包括病史询问、体格检查等在内的临床技能和职业态度。以我国现行的医师资格考试为例,其包括医学综合考试和实践技能考试两部分。标准化病人参与的医学考试均为实践技能型考试。此外,医学考试还有一种分类方法,即分为形成性考核和终结性考核。简单地说,形成性考核的重点在于对被考核对象的表现进行及时的反馈,但并不注重考核成绩的高低,目的在于促进其后续的学习。终结性评价的重点在于评价学生经过阶段性的学习,是否达到了该阶段的培训目标,用于判定其是否能通过该阶段学习,或用于优秀者选拔。

一般来说,在参加医学考试前一周内,标准化病人会被要求进行短期培训和考核,这样能确保标准化病人准确记忆案例内容和工作要求。扮演同一案例的数名标准化病人均应一同参加考前培训和考核。对于首次承担这一工作的标准化病人,考前培训时间距离学生考试时间最好不短于 2 天,这样如果标准化病人表现不够理想,尚有一定的时间加以改进。

考前培训的主要内容是针对本次考核所要扮演的角色,对案例的病历摘要部分和评分表、评分标准进行复习和再记忆。

此外,部分案例的病历摘要中会有和日期相关的现病史内容,要根据需要进行相应的调整。例如宫外孕、流产、月经失调、妊娠等妇产科案例,考试时标准化病人需要提供确切的末次月经甚至前次月经日期,因此需要根据每次教学考核时间进行更新。儿科案例,尤其是婴幼儿案例,则需要提供出生日期、生长发育情况、哺乳情况等内容,也需要根据每次考试时间重新确定相应的日期;其他专科案例如有类似情况,亦需要进行相应的调整。

如果考试还要求标准化病人向考生提供反馈和(或)评分,那么在培训时标准化病人还需要复习反馈应注意的事项,如用词应客观公正,以改善交流技巧为目的,应从病人的角度进行点评,并应注意不针对医疗问题进行评价,如纠正学生的诊断等。培训师会提醒标准化病人在反馈时采用"三明治"原则,以肯定、鼓励的语言评估学生,其间穿插 2~3 条建设性的意见,目的是强化和鼓励学生采用正确的交流技巧,克服和改进交流上的缺陷。标准化病人可以复习事先准备好的评语库,如正面和负面的形容词、如何开始和总结;标准化病人还需要注意,在反馈的过程中举止应友善,鼓励学生提出自己的看法,以提高与学生之间的交流效果。

短期培训结束后,培训师会对标准化病人进行简短的考核。一般由一名培训师扮演医学生的角色,就该案例和标准化病人展开医疗问答。一名标准化病人表演时,参演同一案例的其他标准化病人可同时在场观看,结束后进行个人反思和小组内反馈。

第七章

除了考试我们还能做些
什么工作?

到了本章节,想必各位读者都已经不再是"菜鸟",已经具备了标准化病人所需要的各项基本能力,有的读者也可能已经有过参加考试的经验了。随着工作的深入和标准化病人技能的熟练运用,有的标准化病人可能已经不满足于每年的几次考试。诚然,标准化病人出现的初衷是为了满足考试和评价的需要,但从标准化病人所具备的技能本身以及非医学背景的表演这两点出发,已派生出了一系列医学教育乃至健康领域的其他用途。

1. 医学教学

由于标准化病人培训过程中接受过一定的医学常识和沟通技能训练,同时也对与经验不足的医学生或低年资住院医师交流有着丰富的经验,因此,标准化病人再经过进一步培训就可以应用于模拟临床情境的一系列课程教学中。

目前已有许多课程开始使用标准化病人。例如,医患沟通课程需要足够的即兴表演和来自于近似普通病人的就诊体验和情感变化,而这几点恰恰是标准化病人所独具的。在医患沟通课程中,标准化病人不但能够让学生增加临床沟通交流的经验,也能够让学生体验到一些沟通困境。更重要的是,标准化病人还可以告诉学生自己的体验,相比于来自第三方的反馈(如临床考官),亲历沟通过程的标准化病人能够提供更接近真实病人的个人体验,包括表情、语气、肢体语言和情绪,这些经验对于任何级别的医生来说都是十分宝贵的。

其实,凡是涉及与病人接触的教学都有标准化病人的用武之地。除了之前提到的医患沟通课程外,诊断学的问诊训练、急诊医学的团队模拟训练乃至目前尚未开发出来的课程都可以考虑。在这些课程中,主要运用的就是标准化病人模拟病人的特质。

最后,不仅仅临床医师的教学,护士、临床药师的训练也都在尝试将标准化病人纳入教学与考核环节。

2. 医疗质量监督与评价

近年来,标准化病人在医学终身教育体系中的参与已经覆盖到了医学继续教育阶段,可用于评价高年资医生的诊疗行为。经过系统的培训,标准化病人能够按照剧本即兴地与医生对话、模拟真实的病人,能够模拟基本的体征如腹痛等,能够识别医生的基本态度、行为,能够表演相应的情绪反应。当这一切发生在真实诊室中的时候,是否能够评价真正的临床医生的能力呢? 答案是肯定的。有些卫生监督机构开始尝试使用标准化病人来对医疗服务机构,尤其是窗口单位进行服务质量评价。这种情况下的标准化病人也被称之为"潜伏病人"。标准化病人既是独立于医患的第三方,又能够亲历整个诊疗过程,可使得评价更为客观。

3. 其他项目

相对于普通病人，标准化病人经历的医疗行为更多，对于医学知识的了解更丰富。因此，一些简单的科普项目可以考虑让标准化病人参与。某些表演上特别出色的标准化病人或许还能够取得在某些戏剧中饰演病人的机会。

总的来说，基于表演病人角色的标准化病人，在评价医患关系、训练医务人员问诊及沟通技巧、分享就诊感受以及演绎病人这几个方面都能有很大的拓展。

主要参考文献

［1］WALLACE P. Coaching Standardized Patients：for use in the assessment of clinical competence. New York：Springer Publishing Company，2007.

［2］陶领伟，林平，仰曙芬，等 . 标准化病人模拟质量评价量表的编制与信度和效度检验 . 中华医学教育杂志，2014，34（3）：431-435.

［3］王以朋，管志远 . 标准化病人培训手册 . 北京：人民卫生出版社，2013.